TRAITEMENT

DE

LA TUBERCULOSE PULMONAIRE

PAR LES

INHALATIONS D'ACIDE CARBONIQUE

PAR

Le Dr Maurice DUPONT

Ancien interne de l'asile National de Vincennes,
Ancien externe des hôpitaux.

PARIS

A. PARENT, IMPRIMEUR DE LA FACULTÉ DE MÉDECINE

A. DAVY, successeur

31, RUE MONSIEUR-LE-PRINCE, 31

1882

TRAITEMENT

DE

LA TUBERCULOSE PULMONAIRE

PAR LES

INHALATIONS D'ACIDE CARBONIQUE

PAR

Le Dr Maurice DUPONT

Ancien interne de l'asile National de Vincennes,
Ancien externe des hôpitaux.

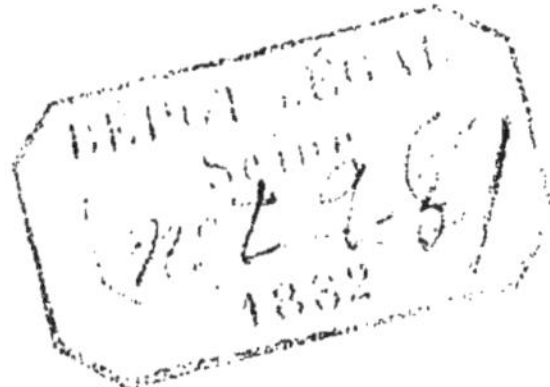

PARIS

A. PARENT, IMPRIMEUR DE LA FACULTÉ DE MÉDECINE

A. DAVY, successeur

31, RUE MONSIEUR-LE-PRINCE, 31

1882

TRAITEMENT

DE LA

TUBERCULOSE PULMONAIRE

PAR LES

INHALATIONS D'ACIDE CARBONIQUE

Pendant notre internat à l'asile de convalescence de Vincennes, nous trouvant en contact perpétuel avec des tuberculeux envoyés par l'Assistance, souvent comme rebut des hôpitaux, nous avons voulu tenter un effort en leur faveur.

M. le D^r Du Mesnil, notre chef de service, a bien voulu nous permettre de réunir un certain nombre de malades dans une galerie spéciale pour les soumettre à un même traitement; et par ses conseils éclairés, et par ses encouragements bienveillants, notre cher maître nous a aidé et soutenu pendant les cinq mois qu'ont duré ces essais.

En premier lieu, d'où est née cette idée des inhalations que nous avons employées?

Le poumon étant essentiellement et naturellement prédestiné à être baigné par une atmosphère gazeuse, nous avons pensé que le moyen thérapeutique à employer dans les affections de cet organe devait être l'élément gazeux : celui-ci, en raison même de la structure propre du poumon, construit pour donner passage à de l'air, devait pénétrer de la façon la plus complète dans les replis les plus profonds de l'appareil respiratoire.

Si un médicament peut agir sur un état local d'autant mieux qu'il est appliqué comme topique, la tuberculose pulmonaire étant en même temps qu'une maladie générale une manifestation locale de la diathèse, nous devons pour lutter contre la détermination locale, tout en prenant comme base du traitement les agents propres à modifier l'état général, nous devons, disons-nous, recourir aux moyens topiques, et afin que ceux-ci soient efficaces nous prendrons comme agent d'élection un principe gazeux ; de telle sorte que le contact du principe curateur et de l'élément anatomique malade soit aussi complet que possible, qu'il y ait pénétration de l'un par l'autre. De plus, par cette méthode des inhalations, on évitera de fatiguer les agents digestifs.

Ainsi, il nous a paru que l'élément en général qui devait servir à la thérapeutique des voies respiratoires devait être celui qui dans la nature présente la plus grande tendance à la *diffusion*, celui dont les molécules au lieu de s'attirer se repoussent et se répandent à l'infini.

Ayant admis qu'un gaz devait être le moyen topique, nous avons choisi l'*acide carbonique*, ce gaz *impropre à entretenir la vie* (Priestley). Choix irrationnel s'il est possible ! Pour prolonger la vie de ces phthisiques chez lesquels la nutrition se meurt, nous employons un gaz qui apporte la mort.

Mais avant d'étudier les motifs de ce mode de traitement et d'expliquer les résultats inexplicables au premier abord, qu'il peut fournir, nous rechercherons les propriétés de ce gaz, puis nous constaterons l'état d'un tuberculeux phthisique dans une atmosphère normale qui, cependant, ne saurait être utile pour sa guérison, et voyant les causes de sa déchéance de chaque jour, nous chercherons à les combattre ; persuadé ainsi que le phthisique est autophage, qu'il se ronge jusqu'à la moelle des os, qu'il brûle ses tissus et se désassimile plus qu'il ne répare, nous trouverons comme conclusion pratique que le moyen qui doit le sauver est tout entier dans le ralentissement des combustions, dans l'arrêt de cette dénutrition qui amène fatalement sa mort.

I. ACIDE CARBONIQUE.

L'acide carbonique, *esprit sylvestre*, *acide aérien*, air fixe, air méphitique, est un gaz incolore qui existe partout dans la nature soit à l'état de combinaison, soit à l'état libre : il a une odeur piquante, une saveur aigrelette. Il est plus dense que l'air, soit 1,529, ce qui explique que l'acide carbonique s'accumule dans les parties déclives à la surface du sol alors que l'air plus léger occupe un niveau supérieur (grotte du chien); ce gaz est excessivement soluble dans l'eau, qui en dissout son volume à la température de 15° sous la pression normale.

Pour se décomposer, l'acide carbonique exige une température très élevée ; au contact avec le charbon, il est réduit en oxyde de carbone dont le volume est double de l'acide carbonique réduit.

L'étincelle électrique le décompose en oxyde de carbone et en oxygène.

L'acide carbonique est impropre à entretenir les combustions, et une bougie allumée qu'on plonge dans une éprouvette remplie de ce gaz s'éteint immédiatement. Si le milieu contient une partie d'air et d'acide carbonique, la bougie ne s'éteint pas, mais la flamme *pâlit*, la combustion se ralentit ; une partie des gaz n'est pas oxydée, car l'oxygène n'arrive au contact de la flamme qu'en quantité insuffisante, ce qui explique cette flamme terne, fumeuse ; la bougie peut continuer de brûler de cette façon languissante tant qu'une petite quantité d'oxygène est mélangée à l'acide carbonique : si l'oxygène fait défaut, la combustion s'arrête. Il est facile de régler l'intensité de la combustion par la proportion d'oxygène qu'on mélange à l'acide carbonique : la combustion pourra par ce moyen être aussi faible, aussi lente qu'on pourra le désirer.

L'acide carbonique ne peut donc pas entretenir une oxydation, si l'élément essentiel, l'oxygène, fait défaut, mais celui-ci présent l'acide carbonique ne peut l'empêcher ; il agit par sa présence en diminuant la quantité d'oxygène qui arrive au contact de la flamme dans un temps donné : l'acide carbonique a un rôle inerte dans cette réaction puisqu'il ne fait que tempérer les propriétés oxydantes du milieu.

Si nous avons insisté sur ces faits et attribué une certaine importance à une expérience de chimie, si facile à répéter, c'est avec la pensée qu'il existe un lien étroit entre ces oxydations des corps gras au contact de l'air à une température élevée et les oxydations lentes qui se passent dans les tissus.

La vie est le résultat des phénomènes de la nutrition, et

la nutrition peut se decomposer en deux catégories de fonctions : l'une d'assimilation, l'autre de désassimilation ou d'oxydation.

L'être vivant est composé d'éléments organiques qui subissent constamment une double évolution. On peut comparer les fonctions d'assimilation, d'oxydation ou de désassimilation à deux sphères concentriques idéalement égales : ces deux sphères tourneraient en sens inverse avec une vitesse semblable et le mouvement de chacune représenterait la fonction. Si le mouvement se ralentit d'un côté, l'équilibre est rompu et la fonction est troublée, il y a diminution d'un côté, excès de l'autre : que le trouble frappe l'un ou l'autre, le retentissement porte sur les deux.

L'assimilation devient proportionnellement trop faible si le mouvement dénutritif ou d'oxydation s'accroît, et réciproquement le mouvement d'oxydation est-il diminué, le mouvement de rotation de l'assimilation croît en raison inverse.

La thérapeutique joue souvent un rôle modérateur pour régler le fonctionnement délicat de ce mécanisme biologique ; nous croyons que l'acide carbonique, ce gaz qu'on prétendait irrespirable, peut servir à diminuer l'activité des combustions dans les tissus. L'acide carbonique pourrait ralentir le mouvement trop rapide de désassimilation, et serait utilement employé en thérapeutique lorsque l'organisme déchoit et disparaît, quand les éléments anatomiques s'éliminent en s'oxydant, alors que l'être vivant devient autophage, et son efficacité proviendrait de ces propriétés inhérentes à lui-même d'être impropre à entretenir la vie (1).

(1) L'amélioration que des phthisiques ont pu trouver en séjournant dans des étables peut être due à la présence de l'acide carbonique exhalé par les animaux.

Action physiologique de l'acide carbonique. — L'acide carbonique a des propriétés excitantes ; il agit sur les centres neiveux par une stimulation immédiate : le sang noir chargé d'acide carbonique excite le fonctionnement de la cellule nerveuse ; cette influence sur les centres nerveux peut être l'origine d'une application thérapeutique.

Action sur la peau. — L'acide carbonique appliqué sur la peau détermine une sensation de chaleur ; la peau devient rouge, surtout au niveau des parties internes des cuisses et du scrotum, si le corps entier est plongé dans cette atmosphère ; puis survient un certain degré d'insensibilité cutanée.

Sur les muqueuses, dans la bouche, dans les narines, le gaz acide carbonique provoque les mêmes effets que sur la peau dénudée d'épiderme ; c'est un sentiment de chaleur et de cuisson.

Action de l'acide carbonique sur la respiration et la circulation. — Séguin a expérimenté d'abord de l'air chargé de 5 centièmes d'acide carbonique, et n'obtint aucun effet sensible ; la proportion de 1 dixième détermine dans la poitrine un sentiment de picotement et de constriction. A la dose ae 1/5 ou de 1/4, Séguin sentit les phénomènes de l'asphyxie survenir, le pouls s'était élevé de 70 à 137 pulsations.

Les expériences de Demarquay concordent avec ces dernières. Après l'inhalaticn du gaz, la face devient rouge, les yeux proéminents, la respiration s'accélère ainsi que le pouls.

Sur les animaux, Demarquay a employé une atmosphère beaucoup plus chargée d'aeide carbonique ; des chiens ont pu vivre pendant vingt minutes dans un milieu formé de trois parties d'acide carbonique et d'une partie d'oxygène. Les symptômes que présente l'animal sont l'intermittence du pouls, la fréquence des mouvements respiratoires.

Action sur le cœur. — L'acide carbonique accélère la circulation.

Action sur le tube digestif. — L'acide carbonique a une action excitante sur la muqueuse digestive ; il éveille l'appétit.

Influence de l'acide carbonique sur l'organisme. — L'acide carbonique n'est pas un gaz toxique : si l'animal succombe dans une atmosphère chargée de ce gaz, c'est que la quantité d'oxygène est en proportion insuffisante, il y a asphyxie et non intoxication. L'acide carbonique a été longtemps confondu avec l'oxyde de carbone qui se dégage des foyers en ignition ; par cette confusion, on attribue à l'acide carbonique des propriétés toxiques qui doivent être reportées entièrement sur le compte de l'oxyde de carbone. Les effets pernicieux observés proviennent de ce que l'oxyde de carbone se fixe sur le globule en se combinant avec l'hémoglobine, pour laquelle il a une affinité toute particulière : l'hémoglobine saturée d'oxyde de carbone est devenue impropre à l'hématose puisqu'elle ne peut s'oxyder ; il y a intoxication alors même que de l'oxygène existe encore dans l'atmosphère. L'asphyxie par ces deux gaz, si différents par leur propriétés, doit être distinguée : avec l'acide carbonique, elle se produit lorsque la quantité d'oxygène qui existe dans le milieu est en proportion trop faible ponr suffire aux oxydations qui entretiennent la vie; elle survient dans une atmosphère riche d'oxygène qui contient de l'oxyde de carbone, comme conséquence de l'intoxication des globules. Cette distinction est importante puisqu'elle permet d'expliquer que l'on puisse absorber de grandes quantités d'acide carbonique mélangé d'air sans accidents fâcheux. S'il est vrai que l'acide carbonique ait des propriétés spéciales qui peuvent le rendre précieux pour la thérapeutique, on ne reculera plus devant l'emploi d'un gaz qui par lui-même ne saurait nuire; le danger existe si la quantité d'air nécessaire fait défaut, sinon l'acide carbonique pourra baigner la surface des voies respiratoires sur lesquelles il exercera une action favorable que nous étudierons bientôt, et cela sans mettre en péril la vie du sujet.

Avant de passer aux inhalations d'acide carbonique et à la méthode que nous avons employée, étudions un instant la tuberculose en général, l'état du tuberculeux, les moyens qu'il emploie naturellement pour se guérir par les seules forces de la nature, les modes de cicatrisation du tubercule.

II.

La tuberculose pulmonaire est une *déchéance de l'organisme*, dit le professeur Peter. « La diathèse tuberculeuse est essentiellement constituée par l'insuffisance de la nutrition, ce terme étant pris dans son sens physiologique le plus étendu. » (Jaccoud.) De telle sorte que toutes les causes qui amènent la débilité de l'organisme peuvent être dites occasionnelles ou déterminantes de la tuberculose pulmonaire: occasionnelles, puisqu'elles sont prédisposantes par le fait même de cette débilité qui en est le résultat; déterminantes, alors que la prédisposition existe déjà sur un organisme en puissance d'une diathèse héréditaire. Que la tuberculose soit héréditaire, innée ou acquise, la notion d'une nutrition imparfaite domine toute la pathogénie de la maladie. La tuberculose prend naissance de toutes pièces, se constitue elle-même sur un organisme vierge de diathèse, mais affaibli, chez lequel la nutrition est défectueuse ; que la diathèse existe, la tuberculose apparaît encore déterminée par une cause irritante, telle qu'une phlegmasie légère qui envahit l'organe dont la nutrition est affaiblie.

Les tubercules naissent d'emblée dans les régions du poumon où la nutrition est la plus faible, dans les sommets dont la circulation est moins active : c'est là le lieu d'élection de la granulation tuberculeuse. Cette granulation qui apparaît dans le tissu pulmonaire, chez un individu affaibli, dont le système nerveux est excitable, a un retentissement immédiat sur l'organisme entier. Si les tubercules évoluent, s'éliminent sans réaction générale sur l'organisme, le malade est tuberculeux et ne devient pas phthisique : telle est l'importante distinction établie par le professeur Peter. Le tuberculeux guérira de ses lésions alors que le résultat fatal attend le phthisique.

Ainsi d'une façon virtuelle sur un organisme dépourvu de toute sensibilité, le tubercule pourra se développer, se transformer en tissu fibreux ou arriver à l'ulcération, et la cicatrisation s'effectuer en raison même de l'inertie de cet organisme : la lésion reste locale et tend à guérir en tant que lésion.

Mais quelles conditions différentes se rencontrent sur le terrain d'évolution du tubercule, conditions tout opposées, toutes défavorables, et qu'il faudrait pouvoir, sinon transformer complètement, du moins essayer de modifier pour

se rapprocher de ce point de vue idéal ? L'organe où germe
le tubercule doit être insensible, inerte, sourd à toute irritation, en premier lieu à l'irritation que provoque la présence du tubercule dans un tissu : si cette condition est
obtenue, le tuberculeux peut guérir. En effet il n'y aura
point de réaction sur l'organisme, le tubercule évolue, suit
son cours de métamorphoses sans que les organes voisins en souffrent ; le tubercule reste une lésion locale dont
l'étendue fait seule la gravité, qui met la vie en danger par
l'extension de la lésion ; alors le tuberculeux succombe
non plus à la phthisie qui n'existe pas, mais il succombe à
ses tubercules dont le nombre compromet l'hématose. D'où
il résulte que le pronostic de la tuberculose est en raison
directe de l'étendue des lésions. Mais tout le contraire a
lieu chaque jour, car chez un tuberculeux dont les lésions
sont légères, le pronostic devient grave par le fait même du
retentissement général, sans rapport aucun avec l'étendue
des lésions. Il n'y a pas de rapport, dit le professeur Jaccoud, entre les lésions pulmonaires et l'altération de l'organisme, et un individu n'ayant que des lésions insigni-
fiantes devient phthisique, qui est miné par une fièvre
continue, épuisé par des sueurs profuses. Chez un autre
malade on trouve des râles sous-crépitants, des gargouil-
lements qui indiquent que la maladie est entrée dans la
période de ramollissement, et cependant l'état général est
satisfaisant. Rien n'est plus faux, dit aussi le professeur
Peter, que le parallélisme entre les lésions tuberculeuses
et la phthisie « et, pour résister à l'influence de la tuberculisation, il faut mettre en jeu deux forces : la tolérance de
l'organe et la tolérance de l'organisme ».

Ainsi la condition fondamentale qui permettra à un
tuberculeux de guérir, ou plutôt de ne pas devenir phthi-

sique, est tout entière dans l'existence possible d'une *tolé-rance* de l'organe pour le tubercule. Si le tubercule tend à guérir par les seules forces de la nature, c'est que cette *tolérance* est établie; la *tolérance* fait-elle défaut, le but de la thérapeutique doit être de la produire. La *tolérance* de l'organe, *providentielle* tout à l'heure, devient artificielle ou médicale.

Il est facile de se rendre compte de cette influence pertubatrice des granulations sur les nerfs trop sensibles.

L'action irritative de la granulation s'exerce d'abord sur les filets du grand sympathique et du pneumo-gastrique et détermine en agissant sur le

PNEUMOGASTRIQUE.

POUMON.	CŒUR.	ESTOMAC.	INTESTIN.
Toux.	Palpitations.	Dyspepsie.	Diarrhée.
Spasme laryngien,		Vomissements.	
Dyspnée.			

GRAND SYMPATHIQUE.

Hémorrhagie.	Sueurs
Phlegmasie.	nocturnes.

Tel est le tableau des symptômes du début de la tuberculose pulmonaire, qui sont l'origine fatale, le point de départ assuré de la phthisie; et tous ces symptômes proviennent de l'irritabilité du parenchyme pulmonaire dans lequel se développe la granulation. Supprimons ces symptômes, et la maladie, toute différente d'elle-même, devient susceptible de guérir : en un mot, la tuberculose pulmonaire est grave, mortelle, non tant par elle-même que par les complications qu'elle entraîne. Le malade, on l'a dit souvent, ne meurt pas de ses tubercules, mais uniquement de sa déchéance vitale, épuisé par la lutte de résistance.

La base de la thérapeutique est donc rationnelle, qui repose sur cette donnée de la pathogénie des symptômes : l'existence d'une tolérance organique du malade pour le tubercule. De telle sorte que la curabilité de la tuberculose pulmonaire est possible, grâce aux ressources de le thérapeutique et de l'hygiène. Avant de rechercher les moyens hygiéniques ou autres préconisés dans ce but curatif, examinons ce que l'on doit entendre par la tolérance de l'organe pour les tubercules, et quels sont les résultats de l'intolérance.

Si le tubercule se développe dans le poumon et que sa présence ne détermine pas d'irritation du parenchyme, il se développera, arrivera à s'éliminer par suite à la guérison sans que le poumon ait été atteint, sinon dans sa fonction, du moins dans sa nutrition. Mais que le parenchyme soit impressionnable, qu'il ressente les irritations produites par la granulation qui s'implante dans ces tissus comme un corps étranger, que les filets nerveux du poumon soient touchés par cette excitation pathologique, il y a aussitôt trouble profond dans la fonction de l'organe, trouble qui se transmet de proche en proche, des organes voisins jusqu'aux plus éloignés, et l'irritation d'une granulation invisible sur une partie limitée du poumon s'étend, se propage et se transforme en une révolution dans l'organisme ; conclusion : l'état général est compromis.

Si le traitement a pour objectif cette tolérance, le pronostic est subordonné immédiatement au résultat obtenu : il s'aggrave si la tolérance est impossible ; la guérison au contraire s'affirme si la tolérance s'établit.

Les chances de succès sont d'autant plus difficiles à réunir que la gravité de la maladie provient directement de son origine : la tuberculose s'établit par le fait de la déchéance vitale qui engendre elle-même l'intolérance de l'organe ; le poumon réagit, le système nerveux se cabre en raison même de la dépression que produit le défaut de nutrition ; le système nerveux est irritable parce qu'il manque de vitalité, et la déchéance vitale entretient l'intolérance de l'organe, et celle-ci retentissant sur tout l'individu augmente les dépenses, épuise les forces, la déchéance s'accroît. De là un cercle vicieux qui fait que, si une influence n'intervient pas, le tuberculeux meurt de sa tuberculose multipliée par elle-même, c'est-à-dire de la phthisie. Il meurt de la phthisie alors qu'il aurait pu guérir de ses tubercules.

Ce point de vue théorique étant reconnu pour vrai, tous les efforts du médecin doivent être réunis pour obtenir la tolérance. Les inhalations d'acide carbonique nous ont paru capables d'amener par une anesthésie locale cette tolérance de l'organe.

TRAITEMENT POUR ÉTABLIR LA TOLÉRANCE.

Produire la *tolérance* du parenchyme pulmonaire pour les tubercules
en annulant l'*excitabilité* nerveuse par

A. Pulvérisations d'éther sur la poitrine.
B. Inhalations d'acide carbonique.
C. Lotions froides vinaigrées sur la face
    antérieure du thorax.
                              Hémoptysies,
                              Toux, etc.
D. Massage de la poitrine pour activer la
    circulation et favoriser la nutrition.
E. Ferrugineux, toniques. Alimentation
    d'épargne.

Les effets salutaires des régions élevées pour le séjour

des phthisiques sont dus certainement aux propriétés moins irritantes de l'air ; à mesure que l'on s'élève, la densité de l'air diminue qui devient moins riche en oxygène : or, des expériences ont démontré le danger des inhalations d'oxygène pour les malades atteints de lésions tuberculeuses, ce qui explique l'amélioration qu'ils peuvent trouver dans une atmosphère moins chargée d'oxygène. De là a surgi l'idée d'établir des *sanatoriums* sur le flanc d'une montagne boisée dans les Pyrénées, à 500 mètres d'altitude. M. le Dr Ferrand, médecin de Laënnec, a beaucoup appuyé ces projets de construire des sanatoriums où seraient euvoyés des malades de nos hôpitaux.

Nous croyons que l'acide carbonique mélangé à l'air que respiré le tuberculeux tempère les propriétés irritantes de l'air ; l'air pur tel que nous le respirons est trop *vif*, il est trop chargé d'oxygène pour le tuberculeux. Le tuberculeux a une plaie intérieure qu'il doit cicatriser, et le contact de l'air est nuisible, il arrête la cicatrisation, ou plutôt étend l'ulcération par l'action irritante qu'il exerce sur ces tissus malades.

Des résultats satisfaisants ont été obtenus par la *stabulation* préconisée par Baume, Deddoer, Barthez et Read. Lebert rapporte plusieurs observations de malades guéris par cette méthode, entre autres une jeune fille observée par lui sur les bords du lac de Zurich, jugée manifestement phthisique, et que le séjour dans une étable améliora rapidement.

M. le Dr Constantin Paul a fait valoir, devant la Société de thérapeutique, ce qu'il appelle « la *cure à l'étable*, dans laquelle la température est uniforme à 21 degrés, l'air *doux*, humide, la diète lactée facile : dans ces conditions, la *fièvre tombe, l'appétit renaît et le poids augmente* ».

Ces résultats, que le Dr Constantin Paul reconnaît appartenir à la *cure à l'étable*, nous les avons obtenus avec l'emploi de l'acide carbonique, d'où nous concluons que le principe actif de la *cure à l'étable* est ce même gaz acide carbonique que nous faisons respirer à nos malades.

Appareil à acide carbonique pour les inhalations.

L'appareil que nous avons établi pour la production de l'acide carbonique se compose de deux vases de 15 litres de capacité munis d'une tubulure à la partie inférieure : ils communiquent entre eux à l'aide d'un tube de caoutchouc de 2 centimètres de diamètre, de 40 centimètres de longueur. L'un des vases est fermé par un bouchon de caoutchouc percé de deux trous : dans l'un s'enfonce un tube en S (tube de sûreté); l'autre donne passage à un tube coudé muni d'un robinet sur lequel se fixe le tube conducteur qui se rattache aux flacons inhalateurs. Le flacon de 15 litres contient une couche épaisse de charbon de cornue sur lesquels sont déposés les fragments de marbre blanc concassé. L'acide chlorhydrique remplit le second vase et s'écoule dans le premier par la tubulure inférieure. Le marbre est alors attaqué, il se forme du chlorure de chaux et l'acide carbonique se dégage. Si le robinet reste fermé, la pression du gaz fait refouler le liquide dans le vase-réservoir et le marbre reste à sec; ouvre-t-on le robinet, la pression diminue et l'acide afflue, d'où résulte le dégagement d'acide carbonique. Pour augmenter la pression, il suffit d'élever le vase qui contient l'acide.

L'acide carbonique provenant de la décomposition du carbonate de chaux passe dans un flacon laveur rempli au tiers d'eau pure qui retient les vapeurs d'acide que le gaz aurait entraînées. De ce flacon laveur, l'acide carbonique passe dans un flacon à trois tubulures contenant 100 gr. de goudron de Norwège dissous dans son volume d'alcool. Dans chaque tubulure latérale pénètre un tube de verre vertical sur lequel se greffent huit tubes horizontaux de 3 millim. de diamètre; sur ces tubes se fixe un tube de caoutchouc terminé par une embouchure que le sujet place sur ses lèvres ; un robinet règle la quantité de gaz qui arrive dans chaque embouchure. Cet appareil fournit de l'acide carbonique à seize malades réunis autour d'une table sur laquelle rayonnent les tubes conducteurs. Chaque embouchure donne passage par minute à 1 litre d'acide carbonique pur, soit 60 litres par heure pour chaque malade.

Le nombre moyen des inspirations étant de 15 par minute, et la quantité d'air inspiré égale à 300 cent. cubes par minute, $300 \times 15 = 4,500$; or, chaque robinet dégageant par minute 1 litre d'acide carbonique que le malade absorbe en totalité, il en résulte que l'air qu'il respire est formé de 3,500 cent. cubes d'air mélangé de 1,000 cent. cubes d'acide carbonique, soit 1/4 d'acide carbonique pour 3/4 d'air. La quantité d'acide carbonique inspiré augmente au bout de quelques minutes, puisque la respiration est accélérée et que l'air de la pièce en est bientôt fortement chargé ; en une heure, la chambre contient plus d'une moitié d'acide carbonique mélangé à l'air : en y entrant, on sent d'une façon très nette la saveur de l'acide carbonique qui irrite légèrement la muqueuse nasale.

Les séances d'inhalation ont lieu deux fois par jour : le matin après le repas de 11 heures, de midi à 1 h. 1/2, et le soir, après le dîner, de 6 heures à 7 h. 1/2. Seize malades viennent ainsi trois heures par jour respirer de l'acide carbonique mélangé de 3/4 d'air, et à la fin de la séance nul doute que cette proportion soit plus grande, augmentée de moitié, vu la quantité d'acide carbonique absorbé par les malades, qui est ensuite exhalé et reste dans la pièce.

Pendant le premier quart d'heure des premières séances, les malades éprouvent un peu de vertige, d'étourdissement, du malaise, des tintements d'oreille; la respiration devient plus fréquente : ces symptômes disparaissent aussitôt que le malade sort de la chambre. Souvent, au début, ces phénomènes apparaissent pendant quelques instants et la tolérance s'établit immédiatement ; après le premier quart d'heure, le malade continue de respirer la même proportion d'acide carbonique sans aucune gêne; quelquefois, ces phénomènes reparaissent le lendemain au commencement de la séance, rarement le surlendemain ; jamais nous n'avons observé une persistance plus grande; la tolérance chez le plus grand nombre s'établit dès le premier jour, pendant la première séance; au bout d'un quart d'heure, les tintements d'oreille ont disparu et la respiration reste fréquente sans présenter de dyspnée : de 15 respirations on passe à 20 ou 22.

Action des inhalations d'acide carbonique. — Étudions maintenant quels sont les effets de cette absorption de l'acide carbonique par les poumons, les symptômes qu'accusent les malades. En premier lieu, tous les malades qui ont passé par le service ont éprouvé dès la première séance un sentiment de besoin, ils avaient faim, ils se sentaient l'estomac creux. Ceux qui jusque-là étaient sans appétit, laissant, sans y toucher, une partie de leur portion au réfectoire, emportaient du pain, malgré le règlement, pour manger dans leur chambre : tous nos malades *bourraient leurs poches de pain* en cachette. Quant à ceux qui avaient fait au réfectoire un repas relativement copieux, ils remarquaient que la digestion était plus prompte, et une heure après le repas ils éprouvaient de nouveau le besoin de prendre des aliments ; comme les premiers, obéissant à des crampes d'estomac, ils se procuraient frauduleusement du pain, avec quelque comestible pour satisfaire leur estomac affamé. Le *petit local* où se faisaient les inhalations était donc aussi une salle à manger : les uns respiraient le gaz prétendu *délétère,* les autres dévoraient à belles dents. De telle sorte que le premier résultat de ces inhalations d'acide carbonique se traduisait par le retour ou l'augmentation démesurée de l'appétit; d'autre part, l'acide carbonique, agissant sur les fibres lisses de l'estomac, activait les mouvements de l'organe et hâtait la digestion stomacale, par suite le passage des aliments dans le duodénum.

En résumé, par son action excitante sur la muqueuse, l'acide carbonique éveillait l'appétit en excitant la sécrétion des glandes du suc gastrique, et déterminant les contractions des fibres lisses en anses de l'estomac il facilitait le *brassage* des aliments. A propos de cette action de l'acide carbonique sur les fibres lisses, faisons remarquer en passant que les malades se plaignant de constipation au début, après quelques séances d'inhalation, allaient régulièrement à la selle, ce qui peut s'expliquer par nne action indirecte sur les fibres lisses de l'intestin. Cette influence de l'acide carbonique sur la muqueuse gastrique est mise à profit chaque jour par l'usage des eaux minérales gazeuses ou simplement· gazeuses (eau de Seltz). Mais cette action excitante nous a paru plus prompte, plus efficace par la méthode des inhalations que par l'absorption du gaz dissous dans l'eau comme véhicule.

Vomissements. — Les boissons gazeuses sont surtout employées concurremment avec la glace pour calmer les vomissements. Les inhalations d'acide carbonique nous ont donné d'excellents résultats chez ceux de nos malades qui vomissaient après le repas, soit après des quintes de toux, soit par le fait de l'excitabilité de la muqueuse gastrique : dans ce cas, l'acide carbonique agissait par ses propriétés anesthésiques d'une façon favorable, régularisait les mouvements péristaltiques de l'estomac et calmait les soubresauts du diaphragme; ces inhalations permettaient donc aux malades de conserver après leur repas les aliments ingérés qui ensuite étaient parfaitement digérés.

Tous nos malades accusent une expectoration plus facile, des crachats moins abondants, une gêne moindre pour respirer. En sortant de la salle d'inhalation ils se trouvent plus dispos, presque aptes au travail, et tous y viennent avec plaisir, et se plaignent et gémissent, si l'appareil, pour cause de réparation, cesse de fonctionner.

La toux est calmée. Pendant les inhalations ils ne toussent pas, ou rarement, et les nuits sont calmes; *ils dorment bien*, sans aucun malaise au réveil, ni sueurs la nuit.

Ainsi l'acide carbonique, par une propriété anesthésique, calme l'irritabilité du pneumogastrique, le retentissement du tubercule à distance est supprimé, puisqu'on obtient ainsi la disparition des palpitations, de la toux et des troubles digestifs.

L'acide carbonique aliment d'épargne. — L'acide carbonique ménage les combustions ; il les ralentit et peut être considéré comme aliment d'épargne puisqu'il agit par sa présence à la façon de l'alcool. Les aliments dits d'épargne tels que le coca, l'alcool, ne sont pas brûlés dans les tissus, ils ralentissent par une action de contact la désassimilation, certainement en diminuant l'énergie des oxydations. L'acide carbonique agit de même. Les oxydations sont ralenties, la désassimilation est enrayée, et l'individu cesse de maigrir, mais l'acide carbonique augmentant l'appétit et favorisant l'assimilation, il en résulte que les recettes devenant moyennes aux dépenses le malade gagne du poids.

L'acide carbonique abaisse la température, et ce résultat était facile à prévoir en raison même de ses propriétés d'être impropre à entretenir les combustions.

Voici quelques chiffres de température :

M. B...	M.	37,5	après une demi heure d'inhalation	37,1
	S.	38,2	—	37,6
M. G...	M.	37,5	—	37,1
	S.	38,5	—	38,1
M. P...	M.	37,3	—	37°
	S.	38°	—	37,6

Dans la période de ramollissement survient la fièvre hectique qui sans aucun doute est due à la résorption des matières purulentes. Les vibrions qui existent dans les granulations ramollies se répandent dans l'économie. Il y a infection. Il faut pour lutter contre cette phthisie, que nous appellerions volontiers *scepticémie tuberculeuse*, employer la méthode antiseptique de Lister.

La thérapeutique puissante du tuberculeux qui succombe à la fièvre hectique repose sur la méthode antiseptique. Il faut lutter contre les germes. L'acide carbonique dont les propriétés antiseptiques sont connues trouve encore ici une indication assurée.

L'acide carbonique comme cicatrisant. — Les propriétés antiseptiques de l'acide carbonique ne doivent pas neutraliser son rôle cicatrisant. Ce gaz a été employé par Demarquay en application locale sur des ulcères fongueux, variqueux, sur des épithélioma du col de l'utérus. Il employait comme topique de la levûre de bière, et la cicatrisation de ces ulcères rebelles a démontré l'action excitante de l'acide carbonique sur la prolifération du tissu fibreux ou cicatriciel.

Quelle est la guérison possible du tubercule à son origine, puis dans la période de ramollissement, plus tard encore lorsqu'un vide existe, qu'une caverne est constituée ? « Ce qui en dehors des caractères anatomiques différencie l'évolution du tubercule de celle du cancer, c'est la tendance naturelle du tubercule à devenir fibreux. » (Grancher.) La curabilité de la tuberculose est donc tout entière dans cette transformation possible du tubercule en tissu fibreux.

L'acide carbonique fait bourgeonner les plaies et détermine la formation du tissu cicatriciel, il doit donc par son conctact avec la muqueuse pulmonaire exciter la prolifération du tissu fibreux et ramener la tranformation fibreuse du tubercule ou la cicatrisation des cavernes. Celles-ci se guérissent par sclérose pulmonaire. L'acide carbonique par son action excitante déterminera cette sclérose.

Pétrification du tubercule. — Le tubercule présente un autre mode de terminaison, il passe à l'état crétacé et n'est plus qu'un corps inerte dans le tissu du poumon. Ne pourrait-on pas admettre que l'acide carbonique inspiré dans les voies respiratoires baignant les tubercules ne puisse faire passer ceux-ci à l'état crétacé ? Le tubercule crétacé est composé de carbonate de chaux, nous en avons trouvé quelquefois de véritables blocs chez des individus guéris quant à leurs lésions locales, et l'analyse en était facile. Si le malade prend comme médicament du phosphate de chaux, celui-ci circulera par hypothèse dans les tissus à l'état de lactate de chaux. Puisque la guérison possible du tubercule est le passage à l'état crétacé, on peut admettre chez lui une affinité particulière pour un sel de chaux qui aura une tendance à se fixer dans la cellule tuberculeuse. Cette prédisposition existe-elle, une cause déterminante peut être nécessaire pour la mettre en jeu. Supposons que de l'acide carbonique circule dans les voies pulmonaires au contact de l'acide carbonique avec un sel de chaux instable résultera un précipité de carbonate de chaux dans les mailles du tubercule. Il y aura, si l'on veut nous permettre cette comparaison, *pétrification* du tubercule. On obtiendra un dépôt de carbonate de chaux dans la cellule tuberculeuse, comme celui-ci précipite dans les moules que l'industriel dépose dans une eau chargée de carbonates solubles qui précipitent lorsque l'excès d'acide dissous se répand dans l'atmosphère. La réaction chimique est un peu différente, mais le résultat est le même.

D'ailleurs une expérience analogue donne un précipité de carbonate de chaux si on expire dans un vase contenant de l'eau de chaux ; du carbonate de chaux précipite à l'arrivée de l'acide carbonique expiré. Pour en revenir au tubercule baigné par du sang chargé de sels de chaux, il pourra se faire sous l'influence de l'acide carbonique un précipité qui sera l'origine de la transformation crétacée du tubercule.

Spirométrie. — Afin de suivre l'état pathologique des poumons, nous avons cru bon d'employer la spirométrie pour compléter les renseignements fournis par la percussion et l'auscultation. Nous avons tenté d'appliquer en clinique cette méthode, et, afin d'en faciliter l'essai, nous avons cherché à établir un spiromètre précis, peu coûteux, d'une construction simple, de telle sorte que l'on puisse recourir à la spirométrie avec la même facilité qu'à l'exploration stéthoscopique.

Le spiromètre que nous avons soumis à l'appréciation de l'Académie (1) offre l'avantage de n'exiger aucun effort de la part du sujet dont on veut apprécier la capacité pulmonaire.

L'appareil se compose de deux vases A et B munis chacun de deux tubulures TA, TA', TB, TB' ; ils ont une capacité égale à 5,000 centimètres cubes. La tubulure TB' reste ouverte et met le vase B en communication avec l'extérieur.

Les tubulures TB, TA' sont fermées par des bouchons de caoutchouc, à travers lesquels on introduit deux tubes de verre SS' de 2 centimètres de diamètre ; on fait descendre ces deux tubes de verre SS' jusqu'à 1 centimètre du fond du vase ; ces deux tubes recourbés, dans leur partie supérieure, sont réunis par un tuyau en caoutchouc qui embrasse leur extrémité. La réunion du tube de caoutchouc et des deux tubes de verre constitue un siphon qui met les deux vases en communication.

(1) Bulletin de l'Académie de médecine, séance du 22 novembre 1881.

La tubulure TA est fermée par un bouchon en caoutchouc traversé par un tube de verre U de 10 millimètres de
diamètre, auquel est adapté un tuyau de caoutchouc,
terminé par une embouchure que précède un robinet.

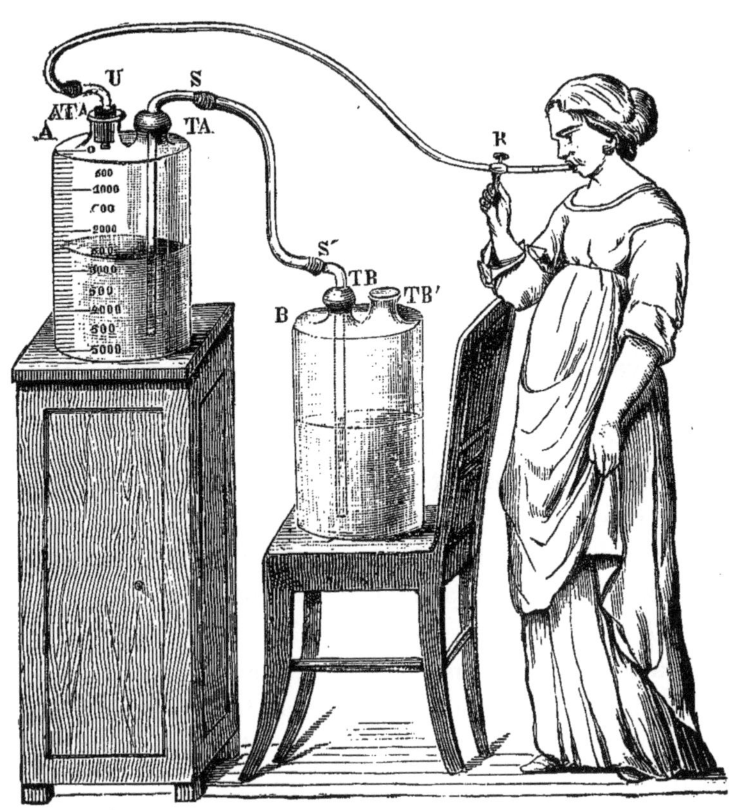

Fig. 1.

Le vase A est gradué de haut en bas de zéro à 5 000 centimètres cubes par fraction de 25 centimètres cubes ; l'extrémité inférieure du tube correspond au zéro.

Pour faire fonctionner l'appareil, on remplit d'eau le

vase B, on ouvre le robinet R, puis, à l'aide du siphon, on fait passer l'eau dans le vase A jusqu'à ce que le niveau supérieur effleure le zéro ; on ferme alors le robinet.

On verse ensuite dans le vase B la quantité d'eau nécessaire pour que l'extrémité inférieure du tube S' y soit toujours plongée, puis on place le vase B à un niveau inférieur, sur une chaise, par exemple, le vase A étant sur une table.

Le siphon étant amorcé, on peut faire facilement passer l'eau de A en B, en ouvrant le robinet R. Il suffit de fermer le robinet pour arrêter immédiatement l'écoulement.

Voici maintenant comment on apprécie la capacité pulmonaire.

On recommande au malade de faire une large inspiration, puis, avant que l'expiration commence, on adapte l'embouchure à la bouche du sujet, et, en même temps, on ouvre le robinet. Le sujet prolonge l'expiration autant qu'il le peut, et, au moment où elle cesse, l'écoulement s'arrête. On ferme rapidement le robinet. L'air de la respiration a repoussé l'eau du vase A, qui s'est écoulée dans le vase B, et le chiffre correspondant au niveau de l'eau exprime le volume de l'air expiré.

Grâce au fonctionnement du siphon, l'expiration se fait sans effort, sous l'unique influence de l'air atmosphérique pressant sur les parois du thorax ; l'air contenu dans le poumon s'écoulant comme l'eau du siphon est, en réalité, aspiré par le vase A, et le poumon se trouve ainsi vidé plus complètement que par l'expiration la plus énergique.

Le sujet doit se tenir debout, libre de toute entrave qui gênerait la mobilité de la poitrine. La taille de l'individu est, de toutes les conditions qui font varier le chiffre de la capacité pulmonaire, celle qui joue le rôle le plus considérable.

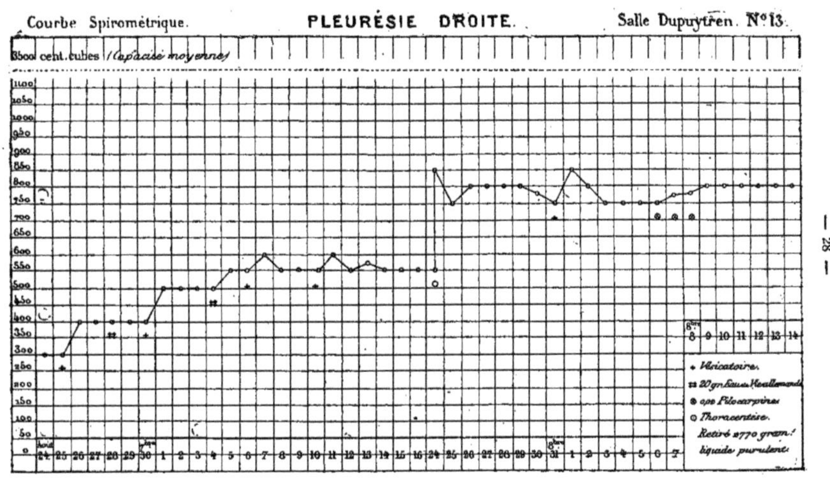

Courbe Spirométrique.
PLEURÉSIE DROITE.
Salle Dupuytren. N° 13.
3500 cent. cubes (Capacité moyenne)
1100
1050
1000
950
900
850
800
750
700
650
600
550
500
450
400
350
300
250
200
150
100
50
0
24 25 26 27 28 29 30 1 2 3 4 5 6 7 8 9 10 11 12 13 14 15 16 24 25 26 27 28 29 30 31 1 2 3 4 5 6 7
8 9 10 11 12 13 14
+ Vésicatoire.
‡ 20 gr. Eaux de Hœallemand
⊛ c.c. Pilocarpine.
○ Thoracentèse.
Retiré 2770 gram.!
liquide purulent.

Il résulte des recherches de Hutchinson sur 24,000 sujets que la stature est en rapport direct avec « la capacité vitale ». Le poids du corps donne une notion moins exacte que la taille, de même que la circonférence de la poitrine est sans aucun rapport avec le volume d'air expiré. L'âge n'apporte que peu de modification. Il suffit donc de tenir compte de la taille de l'individu pour juger de sa capacité pulmonaire. Hutchinson a trouvé que la *capacité vitale* pour un homme de 1ᵐ,50 était égale à 2 035 centimètres cubes, que cette capacité augmentait de 52 centimètres cubes par centimètre de taille. Avec ces données, on peut se rendre compte de l'état pathologique du poumon d'après la quantité d'air exprimé.

La spirométrie peut aider à découvrir la tuberculose pulmonaire à une époque où aucun procédé de diagnostic ne le révèle ; dans le cours de la phthisie confirmée, elle servirait à mesurer la marche et l'étendue des lésions.

Nous proposons de tracer avec les indications fournies par le spiromètre une courbe dont les oscillations traduiront l'état des lésions ; ces variations de la courbe spirométrique (fig. 2) dans le cours d'une pleurésie traitée par les vésicatoires, les diurétiques, la pilocarpine, donneront une idée exacte de l'influence de chacun de ces agents sur la résorption du liquide ; mais, en premier lieu, la spirométrie fournira l'indication fondamentale de la thoracenthèse.

POUMONS SAINS.

Capacité moyenne *minimum* proportionnelle à la taille
du sujet (homme).

Taille.	Cent. cubes.
m. 50	2.035
1 m. 51	2.087

1 m. 52	3.139
1 m. 53	2.191
1 m. 54	2.243
1 m. 55	2.265
1 m. 56	2.347
1 m. 57	2.399
1 m. 58	2.451
1 m. 59	2.503
1 m. 60	2.555
1 m. 61	2.607
1 m. 62	2.659
1 m. 63	2.711
1 m. 64	2.763
1 m. 65	2.815
1 m. 66	2.867
1 m. 67	2.919
1 m. 68	2.971
1 m. 69	3.023
1 m. 70	3.075
1 m. 71	3.127
1 m. 72	3.179
1 m. 73	3.231
1 m. 74	3.231
1 m. 75	3.283
1 m. 76	3.335
1 m. 77	3.387
1 m. 78	3.439
1 m. 79	3.491
1 m. 80	3.543
1 m. 81	3.647
1 m 82	3.699

Nous avons employé la spirométrie pour suivre les progrès des lésions ou leur amélioration, aussi comme moyen de diagnostic ; mais nous croyons que cet appareil est d'un secours précieux pour la gymnatique respiratoire. Le vide que l'appareil fait dans le poumon enlève tout l'air dit de résidu qui reste dans les culs-de-sac à l'état normal, et l'inspiration qui suit l'expiration artificielle, produite par l'appareil, est aussi complète, aussi étendue que possible. L'air du poumon se trouve de cette façon, complètement renouvelé. Nous croyons donc que le spiromètre est un instrument utile pour favoriser l'hématose. Le malade en premier lieu par cet exercice respiratoire augmente l'étendue de la capacité du poumon, en second lieu en renouvelant à chaque expiration tout l'air contenu dans l'organe, la *ventilation* du poumon se trouve bien établie.

Tous nos malades se livrent à cet exercice respiratoire, puis ils sont pesés tous les cinq jours et soumis à un ré·gime semblable :

1° Phosphate de chaux.. . . . . . . 1 gramme.
2° Glycérine créosotée. . . . . 20 grammes

Le phosphate est pris en mangeant pour être dissous dans le suc gastrique (acide chlorhydrique). La glycérine est prise à jeun le matin.

Nᵒˢ d'ordre	NOMS.	AGE.	PROFESSION	TAILLE.	THORAX.	CAPACITÉ minimum des poumons sains.	DATE de l'entrée en traitement.		CAPACITÉ PULMONAIRE mesurée au spiromètre, poids, dynamomètre pris tous les cinq jours.												OBSERVATIONS.
1	Cosquer.	20	Typographe.	1 m 66	H. S. 19 Cl. 21 T. 88	2867 cent. c	18 septembre 1881	Poids Capacité pulmonaire Dynamomètre	62 2100 54	63 2400 55	63500 2450 55	» » 	» » 	» » 	» » 	» » 	» » 	» » 	» » 	» » 	Sorti le 4 octobre.
2	Barbet.	57	Aide pharmacien.	1 m 71	H. S. 21 Cl. 21 T. 80	3127 cent. c	Id.	Poids Capacité pulmonaire Dynamomètre	65500 1700 41	65550 2000 43	66 2200 43	66500 2200 48	67 2100 48	67 2100 50	66500 2100 43	66300 2025 43	65800 2000 43	» » 	» » 	» » 	Cystite. Dirigé le 30 octobre.
3	Lesueur.	57	Cordonnier.	1 m 63	H. S. 17 Cl. 19 T. 84	2711 cent. c	Id.	Poids Capacité pulmonaire Dynamomètre	50500 1650 30	53 1700 33	53500 2150 38	53500 2150 38	55 2100 38	56 2100 38	» » 	» » 	» » 	» » 	» » 	» » 	Sorti le 20 octobre.
4	Labache.	37	Brossier.	1 m 64	H. S. 15 Cl. 18 T. 90	2763 cent. c	Id.	Poids Capacité pulmonaire Dynamomètre	58 2550 33	58500 2600 33	58500 2600 35	59 3150 43	59 3100 43	59500 3100 40	» » 	» » 	» » 	» » 	» » 	» » 	Sorti le 20 octobre.
5	Daniel.	42	Employé.	1 m 70	H. S. 17 Cl. 19 T. 85	3075 cent. c	Id.	Poids Capacité pulmonaire Dynamomètre	59500 1800 38	50500 1700 38	59 1600 39	59500 2000 39	58500 2000 39	» » 	» » 	» » 	» » 	» » 	» » 	» » 	Sorti le 30 octobre.
6	Larcher.	24	Garçon épicier.	1 m 67	H. S 19 Cl. 18 T. 91	2919 cent. c	Id.	Poids Capacité pulmonaire Dynamomètre	67750 3000 55	68 3200 56	68500 3200 58	68500 3200 58	» » 	» » 	» » 	» » 	» » 	» » 	» » 	» » 	Sorti le 6 octobre.
7	Tixier.	36	Carreleur.	1 m 59	H. S. 14 Cl. 19 T. 86	2503 cent. c	Id.	Poids Capacité pulmonaire Dynamomètre	60250 1500 49	60500 1550 49	62 1550 49	» » 	» » 	» » 	» » 	» » 	» » 	» » 	» » 	» » 	Pleurésie ancienne Sorti le 3 oct., guéri.
8	Surin.	32	Tailleur.	1 m 69	H. S. 19 Cl. 21 T. 90	3023 cent. c	Id.	Poids Capacité pulmonaire Dynamomètre	59500 2300 43	59500 2325 45	59500 2600 45	59500 2700 45	50500 2550 45	» » 	» » 	» » 	» » 	» » 	» » 	» » 	Sorti le 14 octobre.
9	Card.	26	Employé.	1 m 71	H. S. 16 Cl. 20 T. 89	3127 cent. c	20 septembre.	Poids Capacité pulmonaire Dynamomètre	64500 2550 55	64750 3100 59	65500 3200 59	66 3450 61	67 3200 65	67 3250 65	67 3200 65	67 3200 68	67 3400 60	68500 3450 69	69 3450 70	69500 3450 70	Sorti.
10	Girardin.	22	Relieur.	1 m 67	H. S. 18 Cl. 19 T. 85	2919 cent. c	26 septembre.	Poids Capacité pulmonaire Dynamomètre	58500 2750 45	58500 2800 45	58750 2800 50	58500 2800 50	» » 	» » 	» » 	» » 	» » 	» » 	» » 	» » 	Sortie furtive le 9 octobre pendant la visite du dimanche.
11	Raimond.	45	Garçon de magasin.	1 m 61	H. S. 20 Cl. 20 T. 90	2607 cent. c	7 octobre 1881.	Poids Capacité pulmonaire Dynamomètre	61 2400 49	61500 2400 52	61500 2400 53	61600 2450 60	62 2600 59	62 2600 60	62 2600 61	62500 2800 61	» » 	» » 	» » 	» » 	Sorti le 15 novembre.

<table>
<tr><td rowspan="2">Nos d'ordre.</td><td rowspan="2">NOMS.</td><td rowspan="2">ÂGE.</td><td rowspan="2">PROFESSION</td><td rowspan="2">TAILLE.</td><td rowspan="2">THORAX.</td><td rowspan="2">CAPACITÉ minimum des poumons sains.</td><td rowspan="2">DATE de l'entrée en traitement.</td><td colspan="2">CAPACITÉ PULMONAIRE mesurée au spiromètre, poids, dynamomètre pris tous les cinq jours.</td><td rowspan="2">OBSERVATIONS.</td></tr>
<tr><td></td><td></td></tr>
</table>

Colonnes d'identification

Nos d'ordre.	NOMS.	ÂGE.	PROFESSION	TAILLE.	THORAX.	CAPACITÉ minimum des poumons sains.	DATE de l'entrée en traitement.	OBSERVATIONS.
12	Chamoux.	47	Cordonnier.	1 m 60	H. S. 17 Cl. 20 T. 83	2555 cent. c.	7 octobre 1881.	Sorti le 20 octobre.
13	Lhonoré.	39	Garçon de salle.	1 m 61	H. S. 19 Cl. 21 T. 82	2607 cent. c.	Id.	Sorti.
14	Baille.	48	Serrurier.	1 m 72	H. S. 21 Cl. 22 T. 95	3179 cent. c.	Id.	Sorti le 5 décembre
15	Labaye.	43	Brasseur.	1 m 65	H. S. 19 Cl. 21 T. 85	2815 cent. c.	Id.	Sorti le 20 novemb. 1881.
16	Thierry.	32	Employé.	1 m 70	H. S. 21 Cl. 21 T. 92	3075 cent. c.	Id.	Sorti le 20 octobre.
17	Blanche.	46	Employé.	1 m 67	H. S. 19 Cl. 21 T. 88	2919 cent. c.	12 octobre 1881	Sorti le 25 novembre.
18	Wiart.	40	Cuisinier.	1 m 64	H. S. 19 Cl. 21 T. 89	2763 cent. c.	Id.	Sorti le 18 novembre.
19	Cortier.	33	Corroyeur.	1 m 69	H. S. 19 Cl. 22 T. 86	3023 cent. c.	17 octobre 1881	Sorti le 29 octobre.
20	Lerain.	39	Journalier.	1 m 74	H. S. 19 Cl. 21 T. 90	3231 cent. c.	25 octobre 1881	Sorti.
21	Lebourhis.	38	Journalier.	1 m 67	H. S. 19 Cl. 21 T. 85	2919 cent. c.	Id.	Sorti le 25 novembre.
22	Maloiseau.	26	Couvreur.	1 m 60	H. S. 19 Cl. 21 T. 85	2555 cent. c.	20 octobre 1881	Sorti le 25 décembre.

CAPACITÉ PULMONAIRE mesurée au spiromètre, poids, dynamomètre pris tous les cinq jours. (Chaque cellule : Poids / Capacité pulmonaire / Dynamomètre.)

Nos d'ordre.	1	2	3	4	5	6	7	8	9	10	11	12	13	14	15
12	51 1600 38	51500 1500 31	51500 2000 43	51300 2000 40	51600 1650 40	51800 1600 41	»	»	»	»	»	»			
13	54500 1300 43	54300 1600 45	56 1500 50	56750 1500 50	57 1400 51	57500 1600 51	57500 1600 52	57500 1700 58	57500 1700 58	»	»	»			
14	67500 2700 41	67500 2850 41	67500 2800 41	63 2800 48	68 2500 48	67500 2400 48	67500 2600 44	66 2350 42	67300 2500 48	67500 2350 50	68 2800 43	68800 2800 48	69 2800 19	69500 2800 51	70 2800 51
15	65 2500 48	65 2650 48	65200 2700 52	65300 2950 59	62400 2950 59	65200 3000 50	66 3000 59	66400 3000 59	66500 3000 59	»	»	»			
16	65 3550 65	65 3600 70	65 3700 70	»	»	»	»	»	»	»	»	»			
17	59500 2300 47	61 2850 43	62 2850 49	62500 2850 49	62500 3000 49	62500 3000 50	63 3000 50	»	»	»	»	»			
18	53250 1600 33	55 1650 33	56 1650 35	56300 1500 41	56500 1700 41	57 1700	»	»	»	»	»	»			
19	64500 2750 60	63 2950 65	65200 3000 67	»	»	»	»	»	»	»	»	»			
20	58300 1900 40	59500 1900 43	»	»	»	»	»	»	»	»	»	»			
21	79300 2650 52	80 3150 63	81500 3150 65	81500 3150 65	»	»	»	»	»	»	»	»			
22	55 2700 55	55500 2700 59	55500 2700 59	55500 2800 59	56500 2700 62	57 2700 62	58 2700 65	58 2800 65	»	»	»	»			

N°s d'ordre.	NOMS.	ÂGE.	PROFESSION	TAILLE.	THORAX.	CAPACITÉ minimum des poumons sains.	DATE de l'entrée en traitement.		CAPACITÉ PULMONAIRE mesurée au spiromètre, poids, dynanomètre pris tous les cinq jours.											OBSERVATIONS.
23	Griebel.	20	Garçon de pharmacie.	1 m 60	H. S. 17 Cl. 19 T. 82	2555 cent. c.	29 octobre 1881	Poids............ Capacité pulmonaire Dynanomètre......	60 1600 43	60500 1600 59	60500 1600 70	61 1000 68	62 1500 68	62300 1600 70	62500 65	»	»	»	»	»	Sorti.
24	Bréjon.	38	Journalier.	1 m 64	H. S. 19 Cl. 21 T. 90	2763 cent. c.	Id.	Poids............ Capacité pulmonaire Dynanomètre......	63900 1500 39	64600 1550 42	65 1550 50	 52	»	»	»	»	»	»	»	»	Sorti.
25	Wagner (Nicolas).	28	Journalier.	1 m 78	H. S. 19 Cl. 22 T. 80	3439 cent. c.	4 novembre.	Poids............ Capacité pulmonaire Dynanomètre......	65000 1900 50	65600 1750 50	66 1900 51	66800 1900 48	66600 1800 54	66300 1400 55	64700 2100 56	64800 1900 59	65 1850 57	64500 51	64500 	»	Dirigé le 23 janvier.
26	Bielhmann.	30	Garçon limonadier.	1 m 55	H. S. 16 Cl. 17 T. 82	2295 cent. c.	Id.	Poids............ Capacité pulmonaire Dynanomètre......	53 1100 50	53300 1100 51	53900 1100 54	53250 1100 54	53500 1100 54	53500 1100 54	53800 1100 	»	»	»	»	»	Sorti.
27	Péranuier	35	Garçon de magasin.	1 m 71	H. S. 19 Cl. 21 T. 82	3127 cent. c.	11 novembre.	Poids............ Capacité pulmonaire Dynanomètre......	67500 2200 59	67 2400 60	67500 2000 62	68 2200 68	68200 2000 63	68300 1800 65	68800 2400 60	68800 2400 59	68800 59	68890 59	»	»	Dirigé le 23 janvier 1882. Diarrhée.
28	Lauzet	36	Journalier.	1 m 61	H. S. 19 Cl. 22 T. 90	2609 cent. c.	28 novembre.	Poids............ Capacité pulmonaire Dynanomètre......	63 1900 62	63 2200 58	64 2100 68	66300 2100 65	67 2500 65	»	»	»	»	»	»	»	Dirigé par M. Brémont.
29	Bardel.	38	Cuisinier.	1 m 36	H. S. 17 Cl. 19 T. 83	2347 cent. c.	6 décembre.	Poids............ Capacité pulmonaire Dynanomètre......	57400 1700 53	57700 1200 51	59500 1600 42	60 1400 44	59500 1600 58	»	»	»	»	»	»	»	Dirigé le 23 janvier.
30	Chaise.	35	Tourneur en cuivre.	1 m 60	H. S. 19 Cl. 21 T. 90	2503 cent. c.	8 décembre.	Poids............ Capacité pulmonaire Dynanomètre......	58 1400 55	58500 1600 50	59500 1500 52	59500 1600 53	59500 1600 53	»	»	»	»	»	»	»	Sorti.
31	Penot.	33	Employé.	1 m 67	H. S. 21 Cl. 22 T. 95	2919 cent. c.	6 janvier 1882.	Poids............ Capacité pulmonaire Dynanomètre......	47 1100 32	47500 1000 48	47500 1700 47	»	»	»	»	»	»	»	»	»	Sorti.
32	Jung.	26	Droguiste.	1 m 64	H. S. 20 Cl. 21 T. 90	2763 cent. c.	10 janvier.	Poids............ Capacité pulmonaire Dynanomètre......	65 3150 52	66 3150 63	66500 3250 63	»	»	»	»	»	»	»	»	»	Sorti.
»	»	»	»	»	»	»	»	»	»	»	»	»	»	»	»	»	»	»	»	»	»

Galerie Didot, n° 6. — M. Barbet, 57 ans, aide pharmacien. Parents étaient bien portants.

Tousse depuis deux ans. Le malade a eu une bronchite en décembre 1879 et a continué de travailler; il a toussé tout l'hiver.

En février 1881, survinrent des hémoptysies ; en une seule fois, il rendit 1 litre 1/2 de sang. Il a beaucoup maigri depuis 1879, a perdu ses forces. Tous les jours, de la fièvre vers 6 heures. Se plaint de points douloureux dans le côté.

Il est entré à l'hôpital Necker en juillet 1881, où il est resté cinq semaines, 6 vésicatoires ont été placés sur le côté gauche.

Le malade entre à Vincennes le 12 septembre; il tousse beaucoup, mange peu; souvent il vomit.

Nous trouvons en arrière du côté gauche des râles sous-crépitants dans les trois quarts supérieurs du poumon et un souffle amphorique dénotant la présence d'une caverne au-dessus de l'épine de l'omoplate. Du côté droit, respiration rude. Matité du côté gauche dans les trois quarts supérieurs. Râles bronchiques dans la base.

En avant, à gauche, quelques craquements peu étendus; à droite, respiration rude. Submatité à gauche.

Nous trouvons au spiromètre, comme capacité pulmonaire, 1,700 centimètres cubes. Taille, 1 m. 71.

La capacité normale serait $2,035 + 21 \times 52 = 3,075$ cent. cubes.

Le poumon droit est certainement congestionné et la pénétration de l'air fort difficile. Donc, la perméabilité de l'organe pour l'air est diminuée de $3,075 - 1,700 = 1,375$ cent. cubes ; le champ de l'hématose est ainsi diminué de moitié.

Le malade est pesé : 65 kilogr. 500.

Dynamomètre : 41 kilogr.

Le traitement est formulé ainsi :

Chaque matin, à jeun, 20 grammes de glycérine créosotée.

Prendre au déjeuner en mangeant un des paquets.

Phosphate de chaux, 1 gr.

Faire chaque jour deux séances d'inhalations d'acide carbonique : la première, de midi à 1 h. 1/2 ; la deuxième, de 6 h. à 7 h. 1/2.

23. Au bout de cinq jours, le malade est pesé : 65 kil. 550, soit une augmentation de 50 gr. (Les vêtements, chaussures sont restés les mêmes.)

La capacité pulmonaire est devenue égale à 2,000 cent. cubes, soit 300 d'augmentation.

Dynamomètre donne 43.

Le malade déclare que le gaz qu'il respire lui *donne de l'appétit*, qu'il tousse beaucoup moins le matin, peu dans la journée, L'abondance des crachats diminue également. Il n'a pas eu de vomissement depuis quatre jours, se trouve donc beaucoup mieux et dort bien la nuit.

28. Le mieux continue, l'appétit revient, et le malade ne vomit pas après le repas.

> Capacité pulmonaire............... 2,200
> Poids............... .... 66 k. 500
> Dynamomètre............... 43

4 octobre. Crachats purulents des jours passés moins abondants, plus épais.

> Capacité pulmonaire........ . 2.200
> Poids...................... 66 k. 500
> Dynamomètre.... 48

9. Tousse peu.

> Capacité pulmonaire........... 2.100
> Poids................... ..... 67 k.
> Dynamomètre......... 48

13.
> Capacité pulmonaire......... 2.100
> Poids...................... 67 k.
> Dynamomètre 50

14. Le malade souffre d'un rétrécissement de l'urèthre depuis longtemps ; une cystite subaiguë se déclare ; le malade a de la fièvre, des douleurs vives qui cèdent au bout de quelques jours.

Du côté de la poitrine, le mieux persiste.

18. La malade se sent fatigué ; difficulté pour uriner.

> Poids .... 66 k. 500
> Capacité pulmonaire......... 2 100
> Dynamomètre............... 43

23. Cystite persiste.

> Poids .... 66 k. 300
> Capacité pulmonaire.......... 2.025
> Dynamomètre,.............. 43

28.
> Poids .... 65 k. 800
> Capacité pulmonaire......... 2.000
> Dynamomètre............... 43

Le malade est dirigé sur un hôpital de Paris, à cause de sa cystite.

Examen de la poitrine. — Les râles sous-crépitants sont devenus *fins*, *secs*, ressemblant aux craquements du début de la tuberculose. Le souffle amphorique du côté gauche a disparu ; les parois de la caverne doivent être en voie de cicatrisation ; l'excrétion muqueuse et purulente a diminué des trois quarts.

Il y a donc eu une amélioration notable de l'état de la poitrine, puisque les phénomènes cavitaires ont disparu et les râles humides n'existent plus.

Le malade reprenait des forces et se sentait en état de reprendre son travail, lorsque la cystite dont il souffrait autrefois a reparu. Nous croyons donc pouvoir lui attribuer la perte de poids, le défaut de nutrition qui a coïncidé avec le début de l'affection.

Galerie Didot, nº 10. — M. Lesueur, cordonnier, 57 ans. Parents morts du choléra en 1849.

Tousse depuis décembre 1880. A eu une bronchite qu'il n'a pas soignée ; la toux a diminué au printemps.

Juillet 1881. En travaillant, le sang lui est venu à la bouche comme une pituite ; il a rendu un demi-verre de sang.

A partir de cette époque, il a beaucoup toussé, perdu ses forces ; vomissait ses aliments à la suite de quinte de toux.

Pas de fièvre le soir, pas de sueurs, ni diarrhée, mais grande fatigue, incapable de travailler.

Le Bureau de bienfaisance l'envoie à Vincennes.

18 septembre 1881. Nous trouvons :

$$\text{Capacité pulmonaire} \dots \dots \quad 1.650$$
$$\text{Poids} \dots \dots \dots \dots \quad 50 \text{ k. } 500$$
$$\text{Dynamomètre} \dots \dots \dots \quad 30$$

Taille, 1 m. 63, soit $2,095 + 52 \times 13 = 2.711$ centim. cubes.

La capacité pulmonaire est diminuée de 1,089   —   —

A l'auscultation, nous trouvons en arrière, à droite, de gros râles sous-crépitants dans les deux tiers supérieurs du poumon ; matité dans la même étendue ; à gauche, respiration forte supplémentaire.

En avant, submatité des deux côtés, respiration rude dans les sommets.

Le malade a une expectoration excessivement abondante (remplit un crachoir dans une nuit) d'une odeur désagréable.

Même traitement que le précédent :

$$\text{Glycérine créosotée} \dots \dots \quad 20 \text{ gr. le matin,}$$
$$\text{Phosphate de chaux} \dots \dots \quad 1 — \text{ au repas.}$$

Inhalations d'acide carbonique.

23. Se trouve beaucoup mieux ; expectoration sans odeur et rare ; le malade déclare qu'il ne peut rassasier sa faim, qu'il est obligé d'emporter du pain pour manger la nuit, quand il se réveille en proie à des crampes d'estomac.

    Poids .... 53 k.
    Capacité pulmonaire.......... 1.700
    Dynamomètre............... 33

28. Plus de vomissements, tousse beaucoup moins, expectoration peu abondante, sans odeur.

Facilité plus grande pour respirer ; moins oppressé.

    Poids .... 54 k. 300
    Capacité pulmonaire.......... 2.150
    Dynamomètre............... 38

4 octobre. Le malade dit qu'il se sent l'estomac dégagé, qu'il respire plus facilement, qu'il monte l'escalier sans peine, ni fatigue.

L'appétit se maintient impérieux.

    Poids .... 54 k. 500
    Capacité pulmonaire.......... 2.150
    Dynamomètre............... 38

9. L'expectoration toujours rare ; le malade reprend des forces ; tousse peu, encore le matin.

    Poids .... 55 k.
    Capacité pulmonaire 2.800
    Dynamomètre............... 38

18.   Poids .... 56 k.
    Capacité pulmonaire.......... 2.800
    Dynamomètre............... 38

20. Le malade, sur sa demande, quitte l'asile quelques jours après pour reprendre son travail ; se trouve guéri.

Nous ne trouvons plus, à l'auscultation, des râles sous-crépitants dans le côté gauche que nous avions constatés à son arrivée dans le service. Il a des deux côtés de la diminution du murmure respiratoire, sans craquements ni râles.

Galerie Didot, n° 11. — M. Labache, 37 ans, brossier. Mère morte d'une maladie de cœur. Frère, brossier, tousse aussi.

Cet homme fait le métier de brossier depuis vingt-deux ans ; il travaille les soies de porc et, la poussière qui s'y dégage, détermine une toux continuelle.

En 1877, il eut une bronchite et entra à Lariboisière où il resta douze jours, puis passa six semaines chez lui et se remit au travail toussant encore. Souffrait beaucoup de palpitations.

En 1879, survinrent des hémoptysies ; pendant quinze jours, il cracha du sang. Au mois d'août 1881, il vomit deux cuvettes de sang en deux jours.

Admis à l'hôpital Thenon, les hémoptysies furent arrêtées avec des injections d'ergotine.

Il fut envoyé à Vincennes le 29 août 1881.

Ce malade a beaucoup maigri, tousse la nuit sans pouvoir prendre de repos ; palpitations, manque d'appétit.

Nous trouvons au spiromètre :

```
Capacité pulmonaire..........  2.550
Poids .......................    59 k.
Dynamomètre.................     33
```

Taille, 1 m. 64. La capacité moyenne serait 2,763 centim. cubes ; d'où diminution de 213 centim. cubes chez ce malade.

Nous trouvons, 'auscultation, des craquements humides, d'autres secs dans le tiers supérieur du poumon gauche en arrière ; à droite, respiration à peu près normale. En avant, pas de signes de tuberculisation, sinon un peu de rudesse dans l'expiration Le malade a eu de la fièvre, des sueurs abondantes, l'expectoration est muco-purulente, assez abondante. Il est soumis au traitement général le 18 septembre.

```
23.        Capacité pulmonaire....... ...   2.600
           Poids.......................     58 k. 500
           Dynamomètre ............... .    33

28.        Capacité pulmonaire ........     2.600
           Poids ......................     58 k. 500
           Dynamomètre...............       35

3 octobre. Capacité pulmonaire..........    3.150
           Poids ...................... .   59
           Dynamomètre...............       43

8.         Capacité pulmonaire..........    3.100
           Poids ......................     59
           Dynamomètre................      43
```

13.   Capacité pulmonaire.......... 3.100
         Poids...................... 59 k. 500
         Dynamomètre................ 43

A l'auscultation, on ne trouve plus de craquements humides, quelques bulles sèches rares, très fines, dans les grandes inspirations.

Etat général satisfsant ; le malade demande à reprendre son travail. Il sort le 20 octobre, ne toussant plus, ayant repris ses forces.

Galerie Didot, n° 8. — M. Larcher, 24 ans, garçon épicier. Parents bien portants. En 1871 ce malade a eu une pleurésie du côté gauche ; la ponction ayant été faite on retira 3 litres de sérosité. Etait tout à fait remis quand il reprit son travail. Trois mois après cette pleurésie, le sang lui vint à la bouche, il rendit en une fois 1 litre et demi de sang ; des crachements de sang persistèrent pendant trois jours, puis ne se trouvant pas autrement malade il se remit au travail.

En 1878 il fut appelé sous les drapeaux en Algérie ; peu de temps après, ayant obtenu une permission, il vint à Paris et fut fort impressionné par le changement de climat ; il commença à tousser. Il fut envoyé au Val-de-Grâce. N'ayant pas été reconnu malade, il dut reprendre son service. Au bout de six semaines les hémoptysies revinrent et il retourna au Val-de-Grâce ; on le proposa alors pour la réforme. Il avait de la fièvre le soir, des sueurs abondantes, de la diarrhée, et les hémoptysies revenaient plus fréquentes. Il fut admis à l'hôpital de la Pitié (août).

Un mois après, il fut envoyé à Vincennes.

Le 18 septembre nous trouvons :

         Capacité pulmonaire.......... 3.000
         Poids...................... 67 k. 750
         Dynamomètre................ 55

Taille, 1 m. 67 c. La capacité moyenne n'est pas modifiée. À l'auscultation nous trouvons de l'expiration prolongée dans le sommet droit ; pas de craquements. À la percussion, submatité des deux sommets. En avant, respiration rude, aussi à droite au-dessus de la clavicule.

Le malade se plaint surtout d'une toux opiniâtre qui le fatigue et nuit à son repos la nuit.

Il est soumis au même traitement.

23 septembre. Capacité pulmonaire 3.200
              Poids.................... 68 k.
              Dynamomètre.............. 56

La toux a été calmée dès les premières inhalations et les nuits sont plus calmes.

28.	Capacité pulmonaire	3.200
	Poids......................	68 k. 500
	Dynamomètre...............	58
4 octobre.	Capacité pulmonaire..........	3.200
	Poids	68.500
	Dynamomètre...............	58

Les hémoptysies n'ont pas reparu ; le malade se trouve beaucoup mieux qu'à son arrivée et en état de reprendre son travail ; il tousse peu et les forces reviennent.

Salle Dupuytren, nº 8. — M. Surin, 30 ans, tailleur. Parents bien portants. Tousse depuis la guerre de 70 ; chaque hiver gagne un rhume qui se passe au printemps.

En avril 1881, a gagné une bronchite qu'il a mal soignée, ayant continué de travailler jusqu'au mois de mai. A cette époque s'est mis au lit pour se soigner chez lui. Au mois de juillet, n'allant pas mieux, il entre à Necker où on le garde treize jours ; quelques jours après à l'Hôtel-Dieu.

2 septembre il est envoyé à Vincennes.

Le malade a eu des hémorrhagies qui revenaient tous les quinze jours ; pas de fièvre ni sueurs, ni diarrhée, mais il a beaucoup maigri depuis avril.

Nous trouvons au spiromètre.

18.	Capacité pulmonaire	2.300
	Poids	59 k. 500
	Dynamomètre.............. ...	43

Taille 1 mètre 69. La capacité est donc diminuée de 723 cent. cubes ; la capacité moyenne étant 3.023 cent. cubes.

Nous trouvons à l'auscultation en arrière des craquements humides à droite, dans les deux tiers supérieurs de la poitrine ; à gauche, quelques mouvements légers rares. La percussion donne de la matité des deux côtés.

En avant, craquements humides à droite au-dessus de la clavicule.

Expiration prolongée des deux côtés en arrière dans les sommets.

Le malade se plaint de n'avoir pas d'appétit ; il est très anémique, les muqueuses sont complètement décolorées, il souffre de palpitations au moindre effort qu'il fait dans son lit.

Traitement général.

23.   Capacité pulmonaire 2.325
             Poids ....   59 k. 500
             Dynamomètre.................   45

Le malade n'a rien gagné en poids bien que l'appétit soit revenu et qu'il mange relativement beaucoup sans avoir de nausées comme cela lui arrivait fréquemment.

28.   Capacité pulmonaire 2.600
             Poids ....   59 k. 500
             Dynamomètre   45

Le malade accuse moins de gêne pour respirer ; les palpitations diminuent.

4 octobre.   Capacité pulmonaire 2.700
             Poids........................   59 k. 500
             Dynamomètre.................   45

9.   Capacité pulmonaire 2.550
             Poids........................   50 k. 500
             Dynamomètre.................   45

Le malade demande à retourner chez lui se trouvant en état de partir ; les symptômes pénibles tels que la toux, les palpitations ont été améliorés par le traitement, bien que les forces tardent à revenir.

Galerie Didot, n° 8. — M. Card, 26 ans, comptable.

Les parents étaient bien portants, morts d'accidents. Les frères bien portants.

Tousse depuis le mois de mars 1881 ; il avait gagné une bronchite qu'il a soignée chez lui pendant deux mois. Au mois de mai il entre à Necker, se sentant très affaibli, maigrissant beaucoup. Il avait de la fièvre le soir, transpirait la nuit. Pendant six semaines il mouilla plusieurs chemises dans une nuit. Diarrhée pendant deux mois.

Le 9 juillet il sort de Necker, allant mieux ; quelques jours après un nouveau rhume le reprend, il entre à Beaujon le 14 juillet. Un vésicatoire est placé à gauche et en arrière.

9 septembre. Il est envoyé à Vincennes. La toux devient plus forte les premiers jours.

Nous trouvons au spiromètre :

             Capacité pulmonaire 2.550
             Poids........................   64 k. 500
             Dynamomètre.................   55

Taille : 1 mètre 71. La capacité devrait être égale à 3.127 cent. cubes. Il y a donc une diminution de 577 cent. cubes.

A l'auscultation nous trouvons à gauche en arrière des craquements humides dans les deux tiers supérieurs du poumon, très nombreux au-dessus de l'épine de l'omoplate. A droite, de l'expiration prolongée sans râles. Submatité très étendue des deux côtés. En avant, expiration prolongée, rude à droite et à gauche dans le creux sus-claviculaire.

Le malade est soumis au traitement général.

16 septembre. Capacité pulmonaire 3.100
             Poids .... 64 k. 750
             Dynamomètre............... 59

Le malade accuse un mieux sensible dès les premiers jours ; la toux qui avait été exagérée à l'arrivée a diminué sous l'influence des inhalations.

Le malade prend avec plaisir la glycérine créosotée et accuse un appétit insatiable.

21,   Capacité pulmonaire 3.200
             Poids .... 65 k. 500
             Dynamomètre 59

26,   Capacité pulmonaire 3.450
             Poids .... 66 k.
             Dynamomètre.. ·............. 61

2 octobre.   Capacité pulmonaire 3.200
             Poids .... 67 k.
             Dynamomètre 65

7.   Capacité pulmonaire 3.250
             Poids .... 67 k.
             Dynamomètre 65

12.   Capacité pulmonaire......... 3.200
             Poids .... 67 k.
             Dynamomètre 65

17.   Capacité pulmonaire 3.200
              Poids .... 67 k.
             Dynamomètre............... 68

22,   Capacité pulmonaire 3.400
              Poids .... 67 k.
             Dynamomètre 69

27,   Capacité pulmonaire......... 3.450
              Poids....................... 68 k. 500
             Dynamomètre...... 69

2 novembre.	Capacité pulmonaire	3.450
	Poids	69 k.
	Dynamomètre...............	70
9.	Capacité pulmonai.e	3.450
	Poids......	69 k. 500
	Dynamomètre..............	70

Le malade sort le 12 novembre dans un état de santé tout à fait satisfaisant. Le jour de son départ nous l'auscultons avec soin. Pendant la durée du traitement nous avons constaté que les râles humides devenaient plus fins, plus secs ; de jour en jour ces râles apparaissaient moins nombreux, plus crépitants.

12 novembre. Nous ne trouvons plus le moindre craquement, pas une bulle, pas un frottement, mais uniquement une respiration un peu rude, râpeuse dans les sommets. Le malade ne tousse pas et se sent en état de reprendre ses occupations.

Galerie Didot, n° 14. — M. Girardin, 22 ans, relieur.

Le père est mort d'une chute de cheval, la mère d'une fluxion de poitrine.

Le malade s'enrhumait tous les hivers, avait la voix couverte aux premiers froids.

En janvier 1881, il a eu une bronchite qui n'était pas complètement guérie quand il s'est remis au travail.

En juin, des hémoptysies survinrent. Il entra à l'hôpital au mois d'août ; pendant trois semaines il eut des crachements de sang abondants, rendant ainsi en une fois la valeur d'un crachoir.

Ce malade a beaucoup maigri depuis janvier ; ses forces s'en allaient. Jamais il n'a eu de diarrhée ; des sueurs cependant survinrent très abondantes au début.

Au mois d'août, il avait le soir un accès de fièvre qui ne se reproduit plus.

Ce malade est scrofuleux, il porte au cou des cicatrices de ganglions suppurés ; étant jeune il avait eu des maux d'yeux.

Nous trouvons au spiromètre :

	Capacité pulmonaire..........	2.750
	Poids	58 k. 500
	Dynamomètre	45

Taille, 1 mètre 67, soit $2.035 + 52 \times 17 = 2.910$.

La capacité pulmonaire est diminuée de 169 cent. cubes.

A l'auscultation nous trouvons, du côté droit en arrière, des râles sous-crépitants et des craquements humides plus fins dans le sommet ;

au-dessus de l'épine de l'omoplate, ils sont peu étendus. Du côté gauche, quelques craquements rares éclatent sous l'oreille au-dessus de l'épine. La percussion donne de la submatité dans les deux tiers süpérieurs des deux côtés.

En avant à droite, quelques bulles fines humides, rien à gauche; sonorité diminuée.

Tousse beaucoup, peu d'appétit. Le malade est soumis au traitement général (18 septembre).

23 septembre.	Capacité pulmonaire	2 800
	Poids	58 k. 500
	Dynamomètre	45
28.	Capacité pulmonaire	1.800
	Poids	58 k. 750
	Dynamomètre...............	50
4 octobre.	Capacité pulmonaire	2.800
	Poids	59 k. 500
	Dynamomètre...............	50

Ce malade sort sur sa demande. se trouvant amélioré et se croyant en état de travailler ; la toux a presque entièrement disparu et l'appétit est revenu.

Galerie Didot, n° 13. — M. Raymond, 45 ans, garçon de magasin. Parents bien portants.

Tousse depuis sept ans ; ce malade a eu une pleurésie dont il ne s'est pas remis; les points de côté du début ont persisté, il a maigri et perdu ses forces Il y a deux mois la toux est devenue plus forte, des sueurs survinrent la nuit et le malade s'amaigrit de plus en plus. Après la pleurésie, qui date de sept ans, des hémoptysies se sont produites. Ce malade étant chaudronnier respirait des vapeurs d'eau-forte qui déterminaient des vomissements de sang « à flots ». Il quitta son métier en 1879 et les hémoptysies cessèrent pour reparaître en juillet. Il entra à Laennec le 10 septembre, ne pouvant plus faire le service qu'il avait entrepris.

Le 10 octobre on l'envoya à Vincennes.

Nous trouvons au spiromètre :

Capacité pulmonaire	2.400
Poids	61 k.
Dynamomètre...............	49

Taille, 1 mètre 61. La capacité moyenne 2.609 est diminuée de 209 cent. cubes.

L'auscultation permet de trouver des craquements en arrière à gauche dans la fosse sus-épineuse, quelques-uns très rares dans la fosse sous-épineuse ; rien à droite, submatité à gauche. En avant, respiration rude dans les régions sus-claviculaires droite et gauche ; le malade se plaint d'une grande faiblesse.

Le malade est soumis au traitement.

15 octobre.	Capacité pulmonaire	2.400
	Poids	61 k. 500
	Dynamomètre	59
18.	Capacité pulmonaire	2.400
	Poids	61 k. 500
	Dynamomètre	53

Le malade se trouve mieux ; l'appétit est notablement accru et la toux moins opiniâtre.

23.	Capacité pulmonaire	2.450
	Poids	61 k. 600
	Dynamomètre	60

Les forces reviennent.

28.	Capacité pulmonaire	2.600
	Poids	62
	Dynamomètre	59
3 novembre.	Capacité pulmonaire	2.600
	Poids	62
	Dynamomètre	60
8.	Capacité pulmonaire	2.600
	Poids	62
	Dynamomètre	61
13.	Capacité pulmonaire	2.600
	Poids	62 k. 500
	Dynamomètre	61

Le malade a gagné 1 k. 500 gr. en un mois.

Les forces sont revenues ; il tousse peu, expectoration peu abondante ; il demande à partir.

Avec l'attention la plus soutenue nous ne trouvons pas sous l'oreille le moindre craquement ; il y a de la rudesse dans l'expiration, mais aucune crépitation L'exeat est donné.

Dupont.

4

Galerie Didot, n° 14. — M. Chamoux, cordonnier, 49 ans. Parents bien portants. Tousse depuis l'hiver 1880. Au mois de mai survinrent des hémoptysies qui durèrent huit à neuf jours. Il fut admis à l'hôpital Necker. A la Pentecôte il eut une hémorrhagie d'un litre de sang.

Le 26 septembre on l'envoya à Vincennes; le malade a beaucoup maigri, il a eu de la fièvre, des sueurs la nuit, il est très affaibli.

Taille, 1 mètre 60; capacité moyenne, 2.555 cent. cubes.

Le spiromètre donne comme

Capacité pulmonaire..........	1.600
Poids	51 k.
Dynamomètre..............	30

La capacité pulmonaire est diminuée de 955 cent. cubes.

A l'auscultation nous trouvons des râles sous-crépitants, des craquements humides dans les deux tiers moyens du poumon droit (en arrière). A gauche, respiration faible en avant. A droite, expiration prolongée au sommet.

Soumis au traitement général.

2 octobre.	Capacité pulmonaire..........	2.000
	Poids	51 k. 500
	Dynamomètre.......	31

Le malade, qui n'avait pas d'appétit, commence à manger, la toux diminue.

7.	Capacité pulmonaire..........	2.000
	Poids.....................	51 k. 500
	Dynamomètre............. ...	43
13.	Capacité pulmonaire............	1.650
	Poids.....................	51 k. 600
	Dynamomètre	40
18.	Capacité pulmonaire..........	1.600
	Poids..............	51 k. 800
	Dynamomètre....	41

A l'auscultation, nous ne trouvons plus aucun râle; la respiration est rude, bruyante, il y a des râles de bronchite dans quelques points, mais plus de craquements.

État général plus satisfaisant, le malade sort le 20 octobre.

Galerie Didot, n° 15. — M. Baille, serrurier, 48 ans. Père mort à 48 ans de la poitrine.

Ce malade a été envoyé à Cayenne après la Commune ; revenu en France, épuisé par les privations et le climat, il entra à l'hôpital pour un rhume qu'il avait contracté depuis longtemps. Il avait eu des hémoptysies au début. On l'envoya de Saint-Antoine à Vincennes, le 23 septembre. Le malade dit avoir beaucoup maigri ; il était très fort et robuste, aujourd'hui dans l'impossibilité complète de reprendre son état. Il se plaint de vomissements aussitôt après le repas, déterminés souvent par des quintes de toux. Il mange à peine, dort peu. Toux très fréquente et pénible. Sueurs abondantes. Expectoration muco-purulente.

Le spiromètre donne :

Capacité pulmonaire..........	2.700
Poids	65 k. 700
Dynamomètre................	41

Taille 1 mètre 72. La capacité moyenne serait = 3.179. La diminution de la capacité de l'organe égale 479 cent. cubes.

A l'auscultation nous trouvons, en arrière à gauche, des craquements humides dans la fosse sus-épineuse ; à droite, de l'expiration prolongée ; des deux côtés, de la matité dans les deux tiers moyens du poumon.

En avant à droite, des craquements dans la région sus-claviculaire, respiration faible à droite. Matité de ces régions.

28 septembre.	Capacité pulmonaire..........	2.850
	Poids	67 k. 500
	Dynamomètre	41

Le malade ne pouvant rien manger a été mis au régime lacté ; il vomit cependant le lait comme les autres aliments. Après les premières séances d'inhalations, les vomissements ont été arrêtés ; la toux a été calmée. et le malade repose la nuit, il se trouve mieux.

3 octobre.	Capacité pulmonaire..........	2.800
	Poids	67 k. 500
	Dynamomètre	41

Les vomissements ne se reproduisent pas et le malade accuse un mieux sensible, la toux diminue ; l'expectoration est moins abondante.

8.	Capacité pulmonaire..........	2.800
	Poids	68 k. 500
	Dynamomètre	48

Le malade a gagné un demi-kilog. en cinq jours.

13.	Capacité pulmonaire.............	2.800
	Poids..........................	68 k.
	Dynamomètre..................	48
18.	Capacité pulmonaire..........	2.400
	Poids	67 k. 500
	Dynamomètre..................	48

Le malade a eu une poussée aiguë dans le côté gauche ; en arrière, nous trouvons quelques râles de bronchite ; le malade a un peu de fièvre.

23.	Capacité pulmonaire...........	2.600
	Poids.........................	67 k. 500
	Dynamomètre.................	44

Le malade garde le lit ; râles sous-crépitants, expectoration abondante, muqueuse.

28.	Capacité pulmonaire..........	2.350
	Poids.........................	66 k.
	Dynamomètre.................	42

Cet état persiste encore deux jours, puis le malade, pouvant se lever, reprend les inhalations qui avaient été cessées le 20 octobre.

3 novembre.	Capacité pulmonaire..........	2.500
	Poids.........................	67 k. 300
	Dynamomètre.................	48

Le malade a gagné 1 kilogr. 300 en quatre jours ; l'appétit est revenu, ne tousse pas.

8.	Capacité pulmonaire..........	2,250
	Poids	67 k. 500
	Dynamomètre.................	50
13.	Capacité pulmonaire..........	2.800
	Poids.........................	68 k.
	Dynamomètre.................	48

Les sueurs ont disparu. Pas de vomissements.

18.	Capacité pulmonaire..........	2.800
	Poids.........................	68 k. 800
	Dynamomètre.................	48
23.	Capacité pulmonaire..........	2.800
	Poids.........................	69 k.
	Dynamomètre.................	49

Le malade reprend des forces, mange de la viande qu'il ne pouvait pas supporter.

28.	Capacité pulmonaire...	2.800
	Poids...................... ...,	69 k. 500
	Dynamomètre............	50
3 décembre.	Capacité pulmonaire.........	2.800
	Poids......................	70 k.
	Dynamomètre..............	51

Le malade pesait à son entrée, le 23 septembre, 65 kil. 500 ; en deux mois et demi, il a gagné 4 k. 500. Les forces sont suffisantes pour que le malade se trouve en état de travailler.

Nous trouvons, à l'auscultation, des craquements fins à peine sensibles, de la rudesse dans l'expiration. Le malade trouve sa respiration plus libre.

Il sort le 5 décembre.

Galerie Didot, n° 9. — M. Labrosse, brasseur, 43 ans Parents bien portants.

Tousse depuis dix-huit mois Le malade a gagné une bronchite en février 1881 ; est resté quelques jours au repos chez lui et a repris son travail.

En juillet 1881, toussant toujours, il fut pris de vomissements après ses repas.

7 août. Entre à Beaujon.

7 octobre. Il est envoyé à Vincennes.

Jamais d'hémoptysies, pas de sueurs, ni diarrhée ; le malade a cependant maigri, s'est affaibli beaucoup depuis deux mois.

Le spiromètre donne :

	Capacité pulmonaire..........	2 500
	Poids......................	65 k.
	Dynamomètre..............	48

Taille, 1 m. 65. Capacité moyenne, 2,815 centim. cubes. La diminution de la capacité chez le malade est donc égale à 315 centimètres cubes.

Nous ne trouvons pas de craquements, ni râles de bronchite ; de la rudesse seulement dans l'expiration.

13 octobre.	Capacité pulmonaire.........	2.850
	Poids	65 k.
	Dynamomètre..............	48

Le malade se plaignait surtout de la toux; elle est calmée par les in halations d'acide carbonique.

18.	Capacité pulmonaire...	2.700
	Poids.......................	65 k. 200
	Dynamomètre...............	52
23.	Capacité pulmonaire..........	2.950
	Poids......... ....·...	65 k. 300
	Dynamomètre...............	59

Le malade se trouve mieux, tousse moins, beaucoup d'appétit.

28.	Capacité pulmonaire..........	2.950
	Poids	62 k. 400
	Dynamomètre...............	59
3 novembre.	Capacité pulmonaire..........	3.000
	Poids.......................	65 k. 400
	Dynamomètre...............	59

La capacité moyenne du poumon est surpassée; le malade se trouve guéri; l'expectoration est nulle.

8.	Capacité pulmonaire.........	3.000
	Poids	66
	Dynamomètre...............	59
13.	Capacité pulmonaire..........	3.000
	Poids.......................	66 k. 400
	Dynamomètre,...............	59
18.	Capacité pulmonaire..........	3.000
	Poids.......................	66 k. 500
	Dynamomètre...............	59

Le malade a gagné 1 kilogr. 500 en six semaines. Les forces sont revenues, le malade va sortir pour reprendre ses occupations. Il ne tousse que le matin au réveil et ne crache pas.

Galerie Didot, n° 4. — M. Blanche, employé, 47 ans. Parents morts du choléra, père et sœurs bien portants.

Tousse depuis l'hiver 1879, pendant lequel il a gagné un rhume qu'il a soigné au bout de quatre mois. Sept mois après, survinrent des hémoptysies.

19 juin 1881. Il entre à l'hôpital de la Charité.

En septembre, est envoyé à Vincennes.

Nous trouvons au spiromètre :

> Capacité pulmonaire.......... 2.800
> Poids .... 59 k. 500
> Dynamomètre............... 47

Taille, 1 m. 67. La capacité pulmonaire est donc diminuée de 119 centim. cubes; la capacité moyenne devant être 2,919 centim. cubes.

L'auscultation nous permet de constater des craquements humides à gauche en avant; à droite, expiration rude prolongée. En arrière, des craquements humides; à droite, dans la fosse sus-épineuse et sous-épineuse, râles bronchiques dans les bases des poumons.

Expectoration abondante de mucosités. Le malade dort peu, les quintes de toux sont continuelles; pas d'appétit, se plaint de digestions longues, pénibles.

23. Soumis au traitement.

> Capacité pulmonaire.......... 2.850
> Poids........................ 61 k.
> Dynamomètre............... 45

Le malade a éprouvé, comme beaucoup d'autres, des vertiges, un peu de malaise pendant le premier quart d'heure d'inhalation d'acide carbonique; il a écourté les premières séances, puis s'est habitué; il ne ressent plus de bourdonnements d'oreilles, ni malaise. Le premier résultat de ces inhalations fut de favoriser les digestions; le malade mange davantage. La toux a été calmée également dès la première séance, bien qu'elle ait été fort courte.

28.   Capacité pulmonaire.......... 2.850
> Poids........................ 62 k.
> Dynamomètre............... 49

Le malade a gagné 1 kilogr. en cinq jours; il avoue, d'ailleurs, qu'il ne peut pas satisfaire son appétit au réfectoire; le régime lui paraît insuffisant comme quantité d'aliments.

4 octobre.   Capacité pulmonaire.......... 2.850
> Poids........................ 62 k. 500
> Dynamomètre............... 49

L'expectoration muqueuse, très abondante au début, est en partie tarie, la toux est moindre. Nous trouvons, à l'auscultation, des craquements plus secs, les râles muqueux de bronchite qui existaient également sont à peine perceptibles.

9.   Capacité pulmonaire.......... 3.000
> Poids........................ 62 k. 500
> Dynamomètre............... 49

14.	Capacité pulmonaire..........	3.000
	Poids........................	62 k. 500
	Dynamomètre................	49
19.	Capacité pulmonaire..........	3.000
	Poids..................	63
	Dynamomètre................	49

Le malade doit quitter l'Asile le 21 ; pendant son séjour d'un mois, il a gagné 3 kilogr. 500 en poids.

Au moment de son départ, nous l'auscultons avec soin ; nous ne trouvons plus de craquements humides ; dans les inspirations les plus prononcées, on entend peut-être quelques crépitements excessivement fins qui seraient encore des craquements, si rares, si légers, que leur présence est douteuse. Les forces sont revenues ; le malade se trouve en état de reprendre ses occupations.

Galerie Didot, n° 5. — M. Carlier, 33 ans, corroyeur. Parents morts ; il en ignore la cause.

Ce malade a une fistule à l'anus depuis cinq mois.

Il a été opéré au mois de juillet et, à partir de cette époque, il a commencé à tousser.

12 septembre. Survinrent des hémoptysies peu abondantes, mais qui persistèrent pendant quatre jours. Fièvre le soir à partir de cette époque, sueurs nocturnes, diarrhée au début.

Il a peu maigri et a pu continuer son travail jusqu'à la fin de septembre.

1er octobre. Il entra à l'hôpital, étant repris par ses crachements de sang. On lui fit, à Lariboisière, des piqûres d'ergotine qui arrêtèrent l'hémophysie, puis il fut envoyé à Vincennes (13 octobre).

Ce malade tousse beaucoup plus qu'à Paris, nous dit-il.

Nous trouvons au spiromètre :

15.	Capacité pulmonaire..........	2.750
	Poids........................	64 k. 500
	Dynamomètré................	60

Taille, 1 m. 69. 2,035 $+ 19 \times 59 = 3,023$.

La capacité pulmonaire est donc diminuée de 273 cent. cubes.

Nous trouvons, à l'auscultation, des craquements fins et secs en arrière, dans les deux sommets ; dans les fosses sus-épineuses, la percussion donne de la matité des deux côtés. En avant, submatité, pas de râles.

Traitement général.

20. Capacité pulmonaire.......... 2.950
     Poids........................ 65 k.
     Dynamomètre................. 65

La toux a été calmée après les premières inhalations d'acide carbonique ; surtout la nuit, il ne tousse pas, pas d'hémoptysies, l'oppression a disparu.

25. Capacité pulmonaire.......... 3.000
     Poids........................ 65 k. 200
     Dynamomètre................. 67

L'état général est sensiblement amélioré ; le malade reprend des forces et demande à sortir de l'Asile. La toux est rare.

Nous ne trouvons pas à l'auscultation les râles fins, les craquements que nous avions constatés ; il y a de la rudesse dans l'expiration ; on perçoit une muqueuse desséchée. Le malade ne crache plus.

L'appétit se soutient comme chez les autres malades, impérieux et exigeant ; la nourriture de l'hospice ne lui paraît plus suffisante.

Galerie Salle, nᵒ 11. — M. Maloiseau, couvreur, 26 ans. Frère mort de la poitrine.

Tousse depuis un an. Pendant l'hiver 1881, ce malade avait gagné une bronchite qu'il a mal soignée. En février, survinrent quelques hémoptysies qui ne l'empêchèrent pas de travailler jusqu'à la fin du mois d'août. A cette époque, les hémoptysies devinrent plus abondantes et il dut garder la chambre ; pendant trois semaines, le sang lui vint à flot dans la bouche.

28 octobre. Il fut envoyé à Vincennes par le Bureau de bienfaisance.

Ce malade nous dit avoir beaucoup maigri ; ses forces ont diminué ; il n'accuse ni sueurs, ni diarrhée, pas de fièvre.

28. Le spiromètre indique :

     Capacité pulmonaire.......... 2.700
     Poids........................ 55 k.
     Dynamomètre................. 55

Taille, 1 m. 60. La capacité moyenne du poumon est restée à l'état normal.

Nous trouvons à l'auscultation, dans les deux sommets à arrière, de l'expiration prolongée, sans craquements.

Quelques râles de bronchite dans les bases.

En avant, dans les régions sus-claviculaires, respiration rude. La percussion donne de la matité dans les sommets.

Le malade se plaint surtout de la toux qui le fatigue et de palpitations très violentes après le repas ; digestions pénibles, peu d'appétit. Soumis au traitement.

5 novembre. Capacité pulmonaire............ 2.700
            Poids .... 55 k. 500
            Dynamomètre.................. 59

Le malade tousse moins, palpitations moins fréquentes, grand appétit.

13.   Capacité pulmonaire.......... 2.700
            Poids........................ 55 k. 500
            Dynamomètre.................. 59

21.   Capacité pulmonaire.......... 2.800
            Poids........................ 55 k. 500
            Dynamomètre.................. 59

L'état général est plus satisfaisant ; le malade se trouve moins fatigué ; les quintes de toux diminuent.

29.   Capacité pulmonaire.......... 2.800
            Poids........................ 56 k. 500
            Dynamomètre.................. 62

7 décembre. Capacité pulmonaire.......... 2.700
            Poids,....................... 57 k.
            Dynamomètre.................. 65

Le malade déclare qu'il n'a jamais mangé avec autant d'appétit ; il tousse très peu et désire reprendre son travail.

15 décembre. Capacité pulmonaire.......... 2.800
             Poids .... 58 k.
             Dynamomètre.................. 65

23.   Capacité pulmonaire 2.800
             Poids........................ 58
             Dynamomètre.................. 65

Le malade désire quitter l'Asile pour l'époque du jour de l'an. A son départ, nous trouvons la respiration normale dans les sommets. Le malade n'a pas eu d'hémoptysies pendant son séjour à l'Asile, bien que le climat prédispose à ces accidents. Il a gagné 3 kilogr. en poids durant deux mois. Le malade a été pesé tous les huit jours.

Galerie Didot, n° 7. — M. Thiéry, employé, 32 ans, Parents bien portants.

Tousse depuis la guerre de 1870, pendant laquelle il a contracté une bronchite. En 1879, ce malade a été atteint d'une nouvelle bronchite aiguë.

En août 1880, bronchite nouvelle qui l'oblige à garder la chambre pendant cinq semaines.

En décembre, bronchite. Le malade toussait davantage et perdait ses forces, maigrissait ; cesse de travailler dans le courant de juillet.

23 août. Il entre à la Charité. Vincennes, 8 octobre.

Pas d'hémoptysies, ni sueurs, pas de diarrhée, pas de fièvre le soir, mais toux constante qui le fatigue ; perte de l'appétit.

Le spiromètre donne :

Capacité pulmonaire	3.550
Poids	65 k.
Dynamomètre	85

Taille, 1 m. 70 ; la capacité moyenne serait 3,075 centim. cubes ; donc, pas de diminution de la capacité pulmonaire.

A l'auscultation, nous trouvons de l'expiration prolongée dans le sommet gauche en arrière ; de la respiration rude dans toute la hauteur du poumon.

En avant, expiration prolongée à gauche dans la région sus-claviculaire. Submatité peu prononcée dans les sommets. Le malade se plaint surtout du manque d'appétit et de la toux ; il est soumis au traitement général.

13 octobre.	Capacité pulmonaire	3.600
	Poids	65 k.
	Dynamomètre	70
18.	Capacité pulmonaire	3.700
	Poids	65 k.
	Dynamomètre	70

Le poids n'a pas changé, mais le malade mange de bon appétit et se trouve beaucoup mieux ; la toux est calmée par les inhalations d'acide carbonique et le malade dort toute la nuit.

M. T... quitte l'Asile le 20 octobre ; la respiration est toujours rude, râpeuse. Néanmoins, l'état général a été complètement modifié et la capacité respiratoire s'est notablement accrue.

Galerie Didot, no 5. — M. Griebel, garçon pharmacien, 26 ans. Parents bien portants.

Ce malade tousse depuis le mois d'octobre ; il a eu un chaud et froid qui l'a retenu à la chambre quelques jours, puis il a repris son travail jusqu'au mois de mars. A cette époque, survint un point de côté qui le

mit dans l'impossibilité de travailler ; on lui ordonna de mettre un vésicatoire. M. G... continua de travailler jusqu'au 12 septembre ; il fut
admis à l'hôpital Saint-Antoine.

Ce malade a beaucoup maigri depuis le mois de mars, mais jamais il
n'a eu d'hémoptysies, ni de diarrhée.

Ce malade a de la fièvre le soir, des sueurs abondantes la nuit.

Arrivé à Vincennes le 29 octobre ; se plaint d'une toux fréquente et
d'une faiblesse extrême.

Le spiromètre donne comme :

Capacité pulmonaire 1.600
Poids........................ 60 k.
Dynamomètre................. 43

Taille, 1 m. 60. La capacité moyenne serait 2,555 centim. cubes ; il
y a une diminution de 950 centim. cubes.

A l'auscultation, nous trouvons à droite, en arrière. des râles sous-
crépitants pris dans la demi-supérieure du poumon ; dans la fosse sous-
scapulaire, des râles sibilants ; à gauche, diminution du murmure respiratoire. Matité prononcée du côté droit, moins marquée du côté gauche. En avant, à droite au sommet, on entend de la respiration bron-
chique ; respiration faible à gauche. Expectoration muco-purulente.

Ce malade est soumis au traitement.

4 novembre. Capacité pulmonaire............ 1.600
               Poids .... 60 k. 500
               Dynamomètre............... 59

Le malade mange davantage, la toux a diminué, ainsi que les crachats purulents.

9.   Capacité pulmonaire.......... 1.600
           Poids .... 60 k. 500
           Dynamomètre............... 70

14.   Capacité pulmonaire......... 1.600
           Poids...................... 61 k.
           Dynamomètre............... 68

Le malade a gagné 1 kilogr. depuis son arrivée.

19.   Capacité pulmonaire.......... 1.500
           Poids .... 62 k.
           Dynamomètre............... 68

1 kilogr. d'augmentation de poids en cinq jours.

24.	Capacité pulmonaire..........	1.600
	Poids........................	62 k. 300
	Dynamomètre.................	70
29.	Capacité pulmonaire..........	1.600
	Poids ....·........	62 k. 500
	Dynamomètre.................	65

Pendant tout le cours du traitement, ce malade a été ausculté avec soin sur chaque point ; les râles sous-crépitants sont devenus de jour en jour plus fins, plus secs.

2 décembre. Nous constatons la présence de craquements fins secs dans la région sus-claviculaire. En arrière, nous ne trouvons plus les râles sous-crépitants qui existaient à l'arrivée du malade ; il y a des râles de bronchite, râles sibilants, de la respiration rude au sommet, mais plus de bulles humides.

L'expectoration est à peu près nulle. Le malade a un grand appétit, reprend des forces et a gagné, pendant son séjour, 2 k. 500. La fièvre du soir a cessé.

Galerie Didot, n° 2. — M. Chaize, tourneur en cuivre, 35 ans. Parents bien portants.

Ce malade est allé au Sénégal en 1869, dans l'infanterie de marine, a eu les fièvres et revint en France en 1873, avec la cachexie paludéenne.

En 1876, il gagna un rhume qu'il négligea.

En 1877, le rhume revint plus sérieux, plus tenace, et chaque hiver reparut.

En septembre 1881, cet homme vomit un litre de sang et se mit au lit. Pendant trois mois, il garda la chambre sans travailler; au moindre effort, il était essoufflé ; à peine pouvait-il marcher. Jamais de diarrhée, pas de sueurs. Ce malade a maigri de 20 livres depuis septembre. Entrée : 19 octobre.

Le spiromètre donne :

Capacité pulmonaire..........	1.400
Poids........................	58
Dynamomètre.................	55

Taille, 1 m. 56. La capacité moyenne serait 23, donc diminution de 947 centim. cubes.

A l'auscultation nous trouvons, en arrière à gauche, une diminution de murmure respiratoire dans toute la hauteur du poumon, de la matité dans la fosse sus-épineuse.

A droite, matité très prononcée dans le sommet et diminution du murmure dans la demie du poumon.

En avant, à gauche, râles sous-crépitants extrêmement nombreux éclatent sous l'oreille dans la région sus-claviculaire, s'étendent au-dessous de la clavicule ; on les entend dans la demie du poumon.

Ce malade est soumis au traitement.

15.	Capacité pulmonaire.........	1.800
	Poids......................	58 k. 500
	Dynamomètre...............	
19.	Capacité pulmonaire.........	1.500
	Poids......................	59 k. 500
	Dynamomètre...............	52
24.	Capacité pulmonaire.........	1.600
	Poids......................	59 k. 500
	Dynamomètre...............	53
29.	Capacité pulmonaire.........	1.600
	Poids,.....................	59 k. 500
	Dynamomètre....,..........	55

Ce malade quitte l'Asile sur sa demande ; il a gagné 1 kilogr. Les râles sous-crépitants sont toujours assez étendus, mais moins gros, surtout moins humides. Le malade a repris ses forces et n'accuse plus cette gêne pour respirer qui l'empêchait de monter les escaliers.

Au début, pendant les premières inhalations, le malade se trouvait oppressé ; le troisième jour, ce malaise avait disparu et il respirait pendant une heure et demie l'acide carbonique sans vertige, ni céphalalgie.

Comme conclusions de ces observations, nous résumerons les propriétés de l'acide carbonique.

ACIDE CARBONIQUE.

EXCITANT.

Fait contracter les fibres lisses.	HÉMOPTYSIES (action sur les fibres des artérioles. Expectoration (cils vibratiles).	DIGESTION active. Mouvements de l'estomac, de l'intestin.	PALPITATIONS (action sur les fibres lisses des vaisseaux). Sueurs.

ANESTHÉSIE.

Calme. Toux. Dyspnée. | Palpitations. | Vomissements.

CICATRISANT.

Sclérose. Transforma- | Tubercule. | Caverne.
tion fibreuse.

ACTION CHIMIQUE.

Transformation crétacée des tubercules (*pétrification*).

ANTISEPTIQUE.

Neutralise la septicémie tuberculeuse produite par la résorption
du pus diminue la fièvre.

IMPROPRE A ENTRETENIR LES OXYDATIONS.

Diminue la désassimi- | L'acide carbonique, | Abaisse
lation, les combustions. | aliment d'épargne. | la température.

STIMULANT POUR L'ÉTAT GÉNÉRAL.

Agit sur le système nerveux.

Nous ne saurions trop remercier ici M. le D^r Du Mesnil,
notre chef, qui nous a facilité tous les moyens de faire
construire les appareils pouvant servir à nos recherches.

Remercions aussi notre excellent collègue et ami Albert
Depierris, qui nous a prêté en maintes circonstances son
appui dévoué. Depuis notre départ de l'Asile, M. Depierris
continue les expériences que nous avons entreprises, et
nous ne doutons pas que de nouvelles observations viennent confirmer les résultats que nous avons obtenus.

Paris. — A. PARENT, imp. de la Fac. de médec., rue M.-le-Prince, 31.
A. DAVY, successeur.